Gulnar Nabiyeva

A Arte da Dermato-Oncologia

Gulnar Nabiyeva

A Arte da Dermato-Oncologia

A arte da oncologia combina ciência de ponta com cuidados para criar tratamentos que combatam o cancro

ScienciaScripts

Cover image: www.ingimage.com

This book is a translation from the original published under ISBN 978-620-7-99632-2.

Publisher:
Sciencia Scripts
is a trademark of
Dodo Books Indian Ocean Ltd. and OmniScriptum S.R.L publishing group

120 High Road, East Finchley, London, N2 9ED, United Kingdom
Str. Armeneasca 28/1, office 1, Chisinau MD-2012, Republic of Moldova, Europe
Printed at: see last page
ISBN: 978-620-8-01379-0

Índice

Agradecimentos

Os meus queridos pais e familiares,

Queria apenas agradecer-vos imenso por todo o vosso fantástico apoio durante o processo de escrita do meu livro. As vossas palavras amáveis, a vossa crença em mim e a vossa inspiração significaram o mundo para mim.

Não o teria conseguido sem vós! A vossa bondade e amor tornaram possível a conclusão deste projeto. Estou-vos muito grata por fazerem parte da minha viagem criativa!

Gostaria também de agradecer aos médicos e à equipa do Departamento de Tumores da Cabeça e Pescoço do Centro Nacional de Oncologia. Foram tão profissionais, conhecedores e atenciosos durante um período difícil. Fazem um excelente trabalho ajudando as pessoas a ultrapassar as suas dificuldades e estou muito grata por tudo o que fizeram por mim.

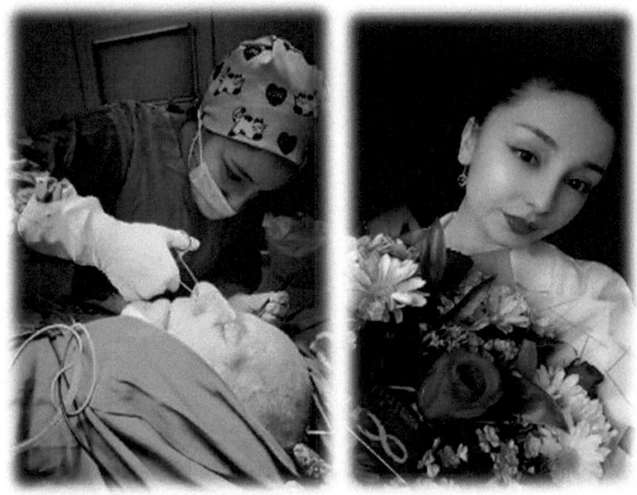

Com amor e gratidão, Dra. Nabiyeva Gulnar!

A pele é o maior órgão do corpo humano.

A sua estrutura complexa varia em diferentes partes do corpo. Os tumores podem ocorrer na epiderme, nos folículos pilosos, nas glândulas sudoríparas e sebáceas, nos componentes dos tecidos moles da derme e no tecido adiposo subcutâneo.

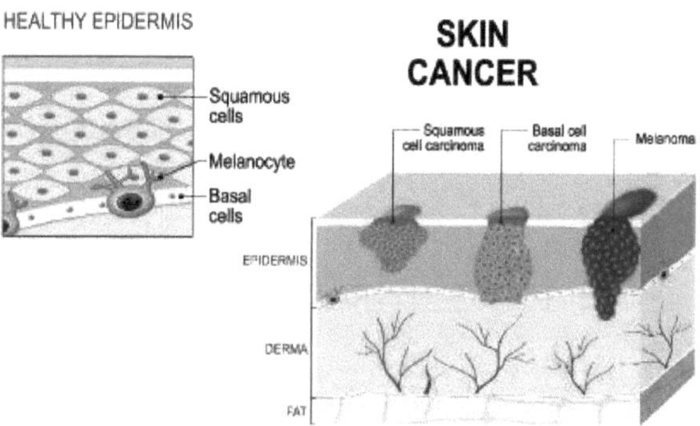

Um pré-requisito para o estudo comparativo da diversidade dos tumores cutâneos é a existência de uma classificação acordada internacionalmente que seja igualmente aceite por dermatologistas, cirurgiões, radiologistas, patologistas e estatísticos médicos. A **"Classificação Histológica dos Tumores da Pele"**, compilada por peritos do Comité da OMS e publicada em 1974, constituiu um contributo notável para a criação de uma nomenclatura de tumores da pele geralmente aceite.

World Skin Cancer Map

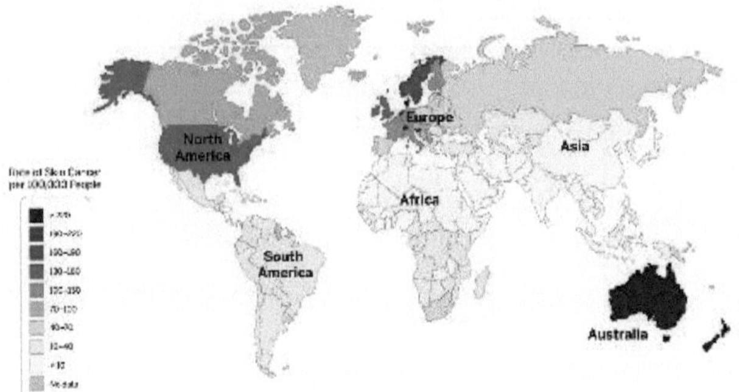

A história da investigação sobre a carcinogénese começou em 1914 com o trabalho de **K. Yamagiwa e K. Ichicawa**, que foram os primeiros a obter cancro experimental através da aplicação prolongada de alcatrão de carvão na pele de coelhos. Nos anos seguintes, o alcatrão de hulha foi amplamente utilizado para produzir cancro da pele em animais de laboratório, tendo este modelo ficado conhecido como cancro do alcatrão. Em 1918, Tsutsui obteve um cancro de alcatrão num rato branco, que se tornou posteriormente o principal objeto de investigação experimental sobre a carcinogénese cutânea.

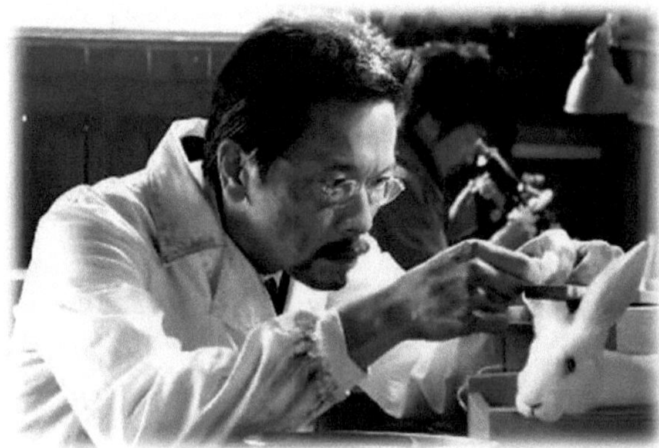

Posteriormente, acontecimentos importantes para a oncologia experimental em geral e para a carcinogénese cutânea experimental em particular foram a descoberta do metabolismo dos carcinogéneos químicos, que "transformou" a maioria dos carcinogéneos conhecidos em pró-carcinogéneos, e a descoberta dos oncogenes.

Carcinogénese cutânea em duas fases

Na realidade, estamos a falar de carcinogénese em várias fases, mas continua a ser frequentemente referida como carcinogénese em duas fases, em primeiro lugar devido à tradição e, em segundo lugar, porque as duas primeiras fases têm agentes etiológicos específicos que a terceira fase não tem.

J.C. Mottram foi o primeiro a aplicar a utilização em duas fases de agentes químicos na indução de tumores cutâneos. Este método envolveu uma única aplicação de uma dose subcarcinogénica de benzpireno na pele de ratinhos, seguida da aplicação repetida de um forte irritante, o óleo de cróton. Os termos **"iniciação"** e **"promoção"** foram introduzidos pela primeira vez por S. Friedwald e N. Rous em 1944, e o conceito de carcinogénese em duas fases foi delineado pela primeira vez num artigo de L. Berenblum e P. Shubik.

O modelo de iniciação-promoção da formação de tumores foi aplicado com sucesso em experiências com ratinhos. No entanto, continua a não ser claro se este modelo é aplicável aos seres humanos. Está bem estabelecido que os factores ambientais, como os **carcinogéneos industriais** e **a radiação ultravioleta**, são as principais causas dos tumores cutâneos humanos. Estes agentes são conhecidos por serem carcinogéneos completos, sendo difícil distinguir entre as fases de iniciação e de promoção do desenvolvimento tumoral.

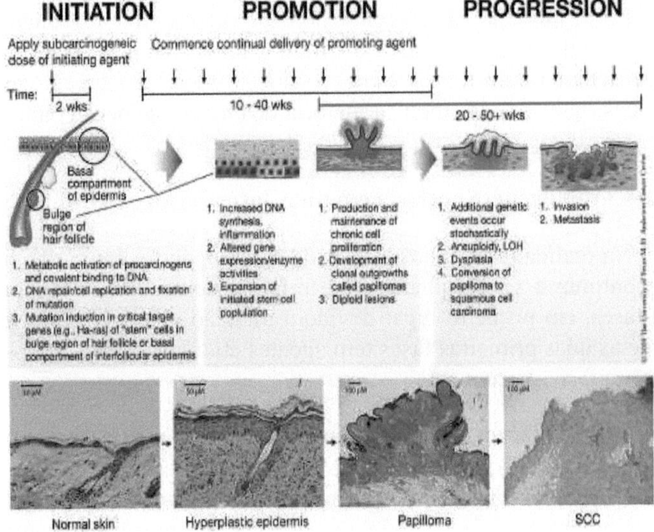

A síndrome de Gorlin-Goltz é uma doença genética rara que aumenta significativamente o risco de desenvolvimento de múltiplos carcinomas basocelulares ao longo da vida. Os doentes com esta síndrome apresentam uma sensibilidade extremamente elevada aos raios X, com numerosos casos de carcinomas basocelulares que se desenvolvem nos locais de exposição à radiação após a terapia.

O xeroderma pigmentoso é uma doença genética rara que resulta num defeito na reparação excisional do ADN. Os doentes apresentam uma sensibilidade 1000 vezes superior à ação carcinogénica dos raios ultravioleta, manifestando-se como cancro de células basais e escamosas e melanoma maligno.

A doença está associada a uma série de sintomas neurológicos, incluindo surdez, ataxia, microcefalia e desmielinização da medula espinal. Além disso, é acompanhada por tumores cerebrais e outras doenças. A idade média de aparecimento do cancro da pele é de 8 anos, ou seja, 50 anos mais cedo do que na população em geral.

Estas síndromes são doenças autossómicas e as células das lesões cutâneas patológicas têm, muito provavelmente, um início genético, o que faz com que tenham uma elevada sensibilidade à ação dos promotores, que são os raios ultravioleta, os raios X, as hormonas, etc.

Diagnóstico

Na sua prática diária, os dermatologistas especializados em oncologia devem demonstrar um elevado nível de vigilância em relação às questões oncológicas.

É igualmente importante que os dermatologistas conheçam os sintomas das doenças pré-cancerosas, os métodos do seu tratamento e prevenção, bem como os sintomas dos tumores malignos nas fases iniciais e os métodos do seu tratamento.

Além disso, devem estar familiarizados com os princípios da organização dos cuidados oncológicos, o que permite um encaminhamento atempado. No caso de um doente com suspeita de tumor maligno, é da maior importância aderir a um esquema de exame meticuloso, a fim de excluir a possibilidade de uma doença oncológica.

Além disso, deve ser dada especial atenção aos doentes que apresentem um quadro clínico pouco claro, uma vez que tal pode indicar a presença de uma manifestação atípica e estéril do tumor.

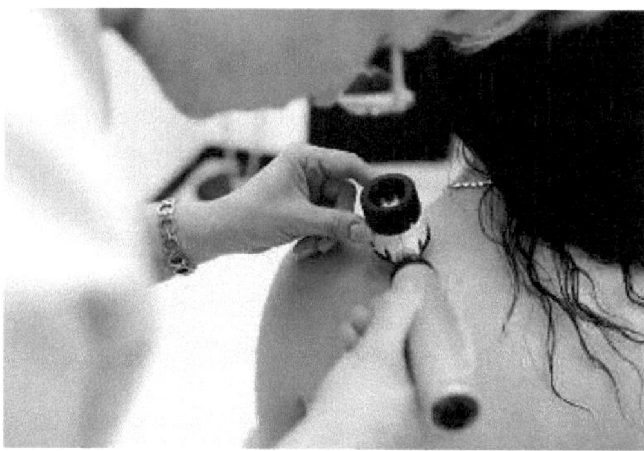

O diagnóstico de tumores malignos pode ser abordado de várias perspectivas diferentes.

O diagnóstico ultra-precoce baseia-se na deteção pré-natal de tumores, que envolve a análise da composição cromossómica da célula para estabelecer o marcador genético da doença. Este método **não é muito utilizado na prática clínica** devido à complexidade da sua execução.

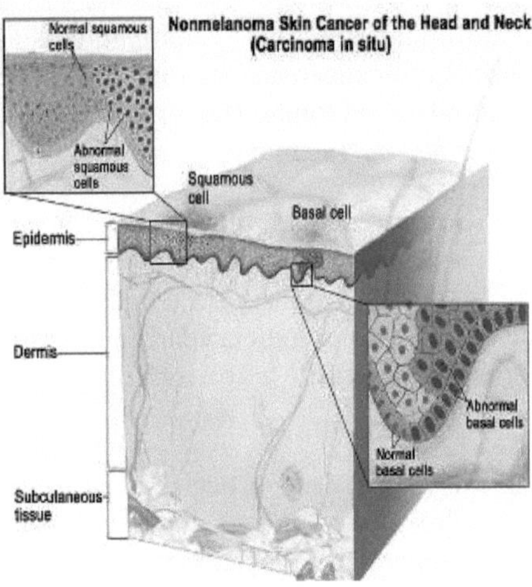

O diagnóstico precoce implica a deteção de tumores malignos da pele na **fase in situ**, antes da sua disseminação para além da membrana basal, numa altura em que o tumor ainda não metastizou.

Stage I Nonmelanoma Skin Cancer of the Head and Neck

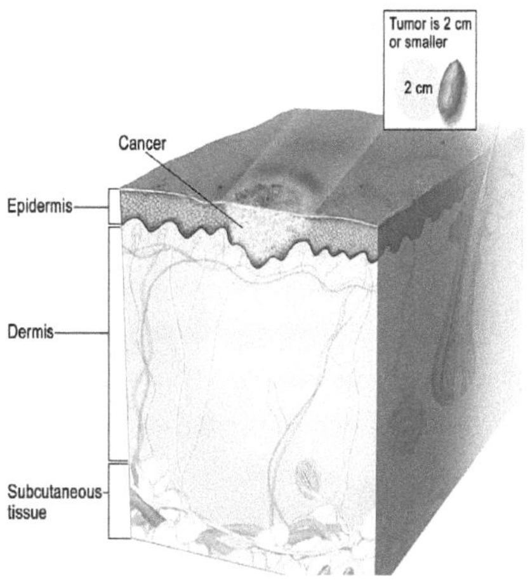

O diagnóstico atempado exige a deteção de neoplasias malignas no **estádio T1-2N0M0**, que é definido como a presença de um tumor primário de pequenas dimensões e passível de tratamento radical.

Stage II Nonmelanoma Skin Cancer of the Head and Neck

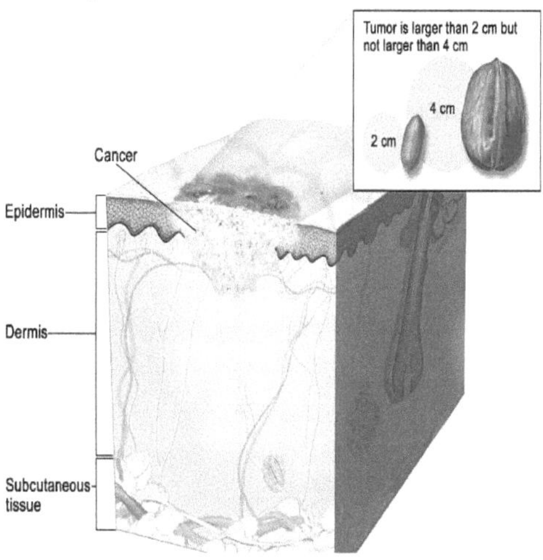

O diagnóstico tardio é caracterizado pela deteção de um tumor maligno, cuja prevalência, de acordo com o sistema internacional TNM, é estimada em **T3-4**. Este é frequentemente acompanhado de **metástases regionais (N1,2,3) ou à distância (Ml)**, o que resulta frequentemente num prognóstico desfavorável devido à dificuldade ou impossibilidade de tratamento radical.

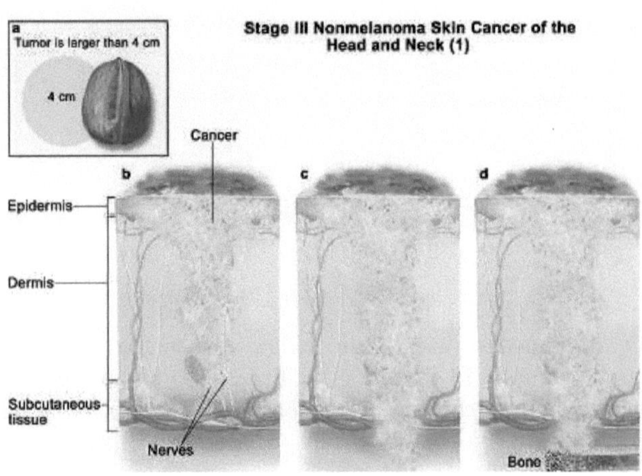

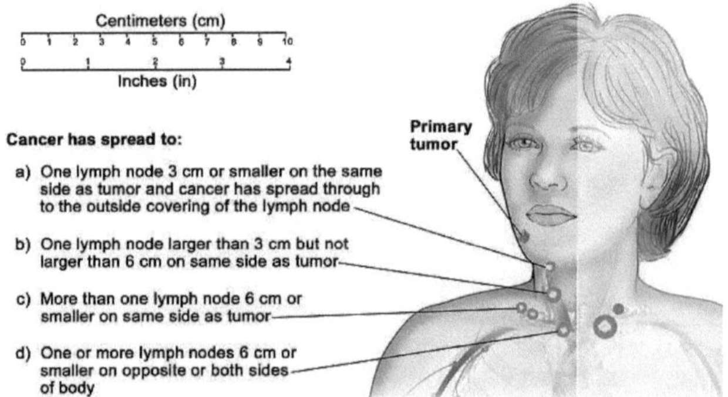

Stage III Nonmelanoma Skin Cancer of the Head and Neck (2)

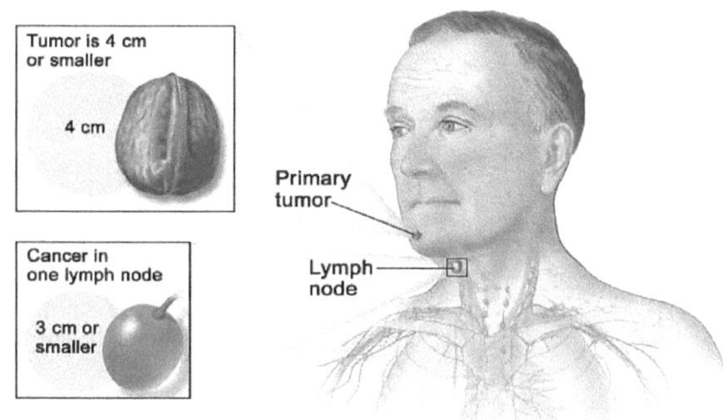

Stage IV Nonmelanoma Skin Cancer of the Head and Neck (2)

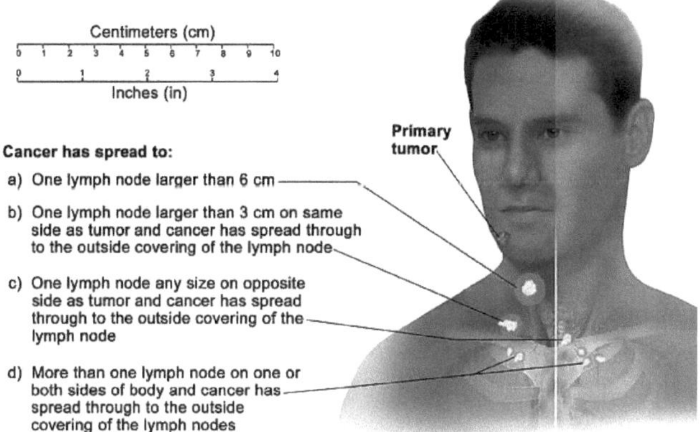

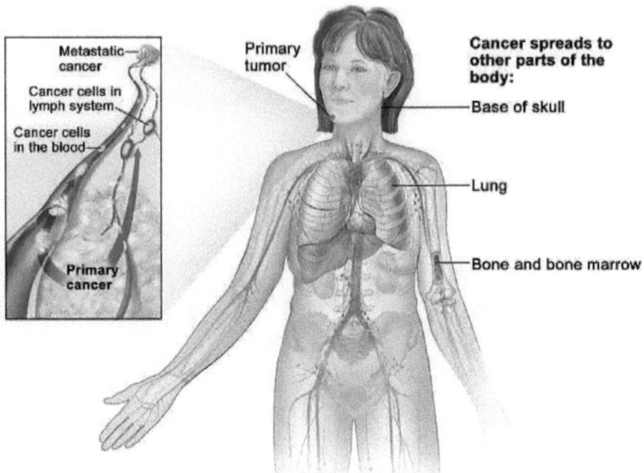

Um estudo de caso de um doente com cancro da pele ilustra **a importância da recolha da história** no contexto da prática dermatológica. Na recolha da história de vida, é dada especial atenção às particularidades das condições de vida e de trabalho, bem como ao historial de doenças do doente.

Por exemplo, o sarcoma de Kaposi do tipo imunossupressor desenvolve-se frequentemente após o transplante renal e a terapêutica imunossupressora associada. Os tumores malignos dos órgãos internos podem causar síndromes paraneoplásicas acompanhadas de tumores cutâneos, como a **síndrome de Muir-Torre** e **a síndrome de Laser-Trel**. As metástases para a pele podem ser a manifestação inicial de cancro visceral.

O sarcoma de Kaposi, o linfoma cutâneo de células B e uma série de outros processos neoplásicos cutâneos podem estar associados a doenças malignas internas ou a doenças linfoproliferativas. A presença de uma história de neoplasia maligna noutro local deve ser considerada particularmente preocupante, uma vez que pode indicar uma malignidade primária múltipla. Algumas doenças, como as verrugas, o lúpus eritematoso e outras, podem servir de pano de fundo para a ocorrência de cancro da pele de células escamosas.

Um exame minucioso do historial de saúde dos membros da família é crucial para estabelecer o diagnóstico de síndromes de tumores genéticos, incluindo a síndrome de Bloom e o xeroderma pigmentoso, entre outros.

O diagnóstico pode ser facilitado por dados sobre o contacto profissional com factores carcinogénicos, incluindo carcinogéneos químicos ou radiação solar ou ionizante excessiva. Assim, a dermatite crónica por raios X desenvolve-se em pessoas previamente expostas a radiações ionizantes durante um longo período de tempo.

É efectuado um **exame** mais aprofundado **dos órgãos e sistemas do doente**, incluindo inspeção, palpação e auscultação, a fim de identificar possíveis sinais de metástases à distância. Para atingir o mesmo objetivo, são utilizados métodos de diagnóstico adicionais, incluindo o exame radiológico (radiografia, tomografia, radiografia com contraste), a electro-radiografia, a angiografia, a flebo- e arteriografia, a linfografia, a tomografia computorizada, o estudo com radionuclídeos (cintigrafia, etc.), o diagnóstico ultrassónico, a termografia, a endoscopia, etc.

Uma vez estabelecidas as **caraterísticas morfológicas** do tumor, é necessário considerar a correlação clínica e morfológica do diagnóstico da neoplasia. Os tumores cutâneos são classificados de acordo com o componente estrutural envolvido no processo tumoral (filiação histogénica) e as caraterísticas da evolução clínica.

Os processos epidérmicos resultam da proliferação de queratinócitos e, como consequência, muitos destes tumores estão elevados acima da superfície da pele e têm uma superfície escamosa. **Os elementos pigmentados** resultam tanto do aumento da produção de pigmento como do aumento do número de células produtoras de pigmento. **Os tumores dérmicos** devidos a processos proliferativos na derme não são normalmente acompanhados por alterações epidérmicas e manifestam-se como pápulas ou nódulos.

A maioria das neoplasias cutâneas tem um quadro histológico específico.

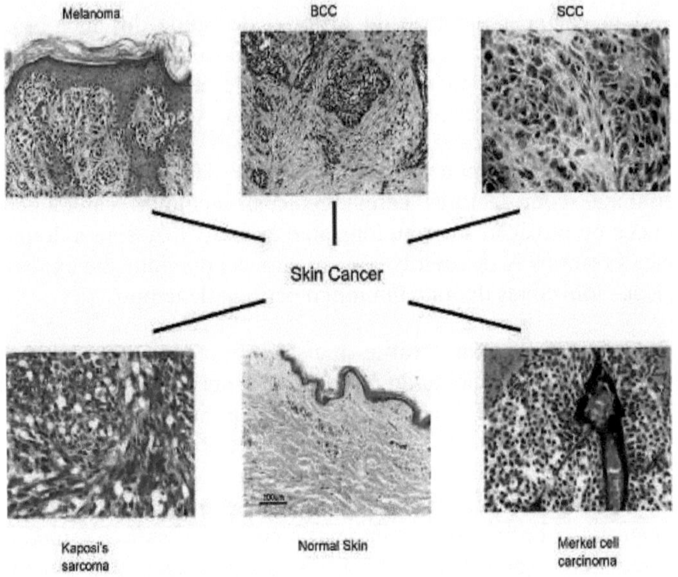

No diagnóstico diferencial dos tumores radiais (queratoacantoma e cancro de pele de células escamosas, melanoma e nevo de Spitz), os dados histológicos só têm valor em combinação com as manifestações clínicas.

O **exame histológico** de amostras de tecido fornece **resultados mais informativos** do que os **achados citológicos** no diagnóstico de tumores cutâneos. Isto é exemplificado no diagnóstico do cancro de pele metatípico, que ocupa uma posição intermédia entre o carcinoma basocelular e o carcinoma espinocelular.

Recomenda-se a realização de um exame histológico mesmo quando o diagnóstico de um tumor cutâneo parece ser claro. Para excluir um tumor maligno da pele, recomenda-se a realização de um exame histológico em todos os nódulos cutâneos. Isto também é adequado para os tumores que estão planeados para serem submetidos a radioterapia, após o que o tecido tumoral se torna inadequado para o exame histológico.

Um exame histológico permite verificar se o **tumor foi excisado dentro de um plano dérmico saudável**. Em certos casos, pode ser necessário efetuar uma cirurgia controlada microscopicamente em secções histológicas em série. É imperativo efetuar um exame histológico para determinar o plano de tratamento e o prognóstico mais adequados para o doente.

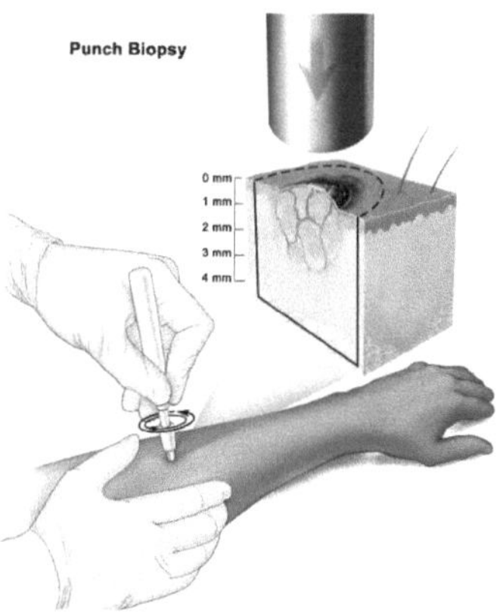

Podem ser utilizadas biópsias repetidas em intervalos de várias semanas ou meses para monitorizar a progressão do linfoma cutâneo ou a eficácia do seu tratamento. As preparações histológicas podem ser armazenadas durante longos períodos, revistas em qualquer altura e utilizadas como documento.

A dermato-oncologia utiliza a biópsia **excisional**, que implica a remoção completa do tumor, e a biópsia **incisional**, que envolve a excisão de apenas uma parte da neoplasia (centralmente, não perifericamente, e com tecido intacto).

Os métodos de **análise imuno-morfológica** do material de biopsia são numerosos. A utilização de anticorpos dirigidos a vários componentes da membrana externa ou do citoplasma das células permite esclarecer a histogénese do tumor, o grau de diferenciação e as fases iniciais de invasão.

Tratamento

A dermato-oncologia moderna dispõe de um **vasto leque de opções de tratamento**, cujo objetivo é conseguir a remoção completa do tumor e uma cura clínica estável, assegurando ao mesmo tempo um bom resultado cosmético. Os principais métodos de tratamento das neoplasias cutâneas são os seguintes: **cirurgia, radiação e quimioterapia**. Os dois últimos são designados coletivamente por "terapia conservadora".

Este capítulo apresenta dados sobre o tratamento das neoplasias epiteliais da pele, uma vez que o tratamento do melanoma, das neoplasias do tecido conjuntivo e das doenças linfoproliferativas da pele é descrito em pormenor nos respectivos capítulos. A seleção de um plano de tratamento adequado depende das caraterísticas clínicas e morfológicas da neoplasia, do grau TNM do tumor e da sua localização.

Em termos de tratamento, as neoplasias cutâneas estão entre os tumores mais favoráveis. Isto explica-se pela possibilidade de diagnóstico precoce, na maioria dos casos de crescimento lento do tumor, pela disponibilidade de todos os métodos de tratamento existentes acumulados pela oncologia clínica ao longo da sua história, bem como pela possibilidade de controlo de qualidade clínico, citológico e histológico do tratamento.

O **tratamento cirúrgico** de um tumor cutâneo envolve normalmente a excisão completa do tumor dentro da pele saudável circundante, com uma margem de 0,5-2 cm a partir do bordo do tumor. Este procedimento pode ser efectuado com ou sem enxerto de pele subsequente. **Este método é o mais antigo e tem mantido a sua importância até à data.** As dificuldades da técnica cirúrgica na remoção de tumores benignos estão principalmente relacionadas com a sua localização. A remoção dos tumores cutâneos pré-cancerosos e malignos baseia-se nos **princípios da ablasticidade e antiblasticidade**.

Uma **operação ablástica** (que implica a remoção de todas as células tumorais dentro de tecidos saudáveis) é possível em 100% dos casos no caso de cancro in situ e em 80% dos casos de tumores malignos correspondentes a T1-2N0M0.

O nível de ablasticidade na intervenção cirúrgica pode ser aumentado através da aplicação de técnicas especiais de operação, como a zonalidade e a placa de pé, que são descritas nas diretrizes relevantes.

A antiblasticidade envolve medidas que visam destruir as células tumorais remanescentes na ferida. Para minimizar a disseminação de células malignas na ferida cirúrgica, é fundamental a meticulosa dosagem dos vasos venosos, a utilização de bisturi elétrico e a adoção de instrumentos cirúrgicos descartáveis.

As indicações para o tratamento cirúrgico incluem **pequenas neoplasias** até 2 cm de diâmetro, neoplasias epiteliais da pele que se desenvolveram num contexto de tecido cicatricial e tumores radio-resistentes. Em geral, o tratamento cirúrgico está indicado para cornos cutâneos, tumores derivados de apêndices cutâneos, tumor de Buschke-Löwenstein, carcinoma basocelular, cancro de pele de células escamosas e várias outras neoplasias malignas.

A **taxa de recorrência** das neoplasias epiteliais da pele após excisão cirúrgica varia consideravelmente, com estimativas que vão de 6,8 a 41,4% num período de seguimento de cinco anos e de 16 a 50% num período de seguimento de dez anos. As diferenças observadas na frequência de recorrência após o tratamento cirúrgico são atribuídas a uma série de factores, incluindo o tamanho da neoplasia, as formas clínicas e morfológicas e o grau de invasão, a localização e a acessibilidade da neoplasia para uma excisão cirúrgica completa.

Consequentemente, a probabilidade de recidiva após tratamento cirúrgico é de 0,5% no caso de um cancro basocelular com um diâmetro inferior a 2 cm, 10% no caso de um diâmetro entre 2 e 4 cm e 22% na presença de crescimento destrutivo para os tecidos subjacentes e um diâmetro superior a 4 cm.

O carcinoma basocelular com infiltração marginal e as formas infiltrativas com tumores esclerosantes localizados na pele do nariz (40%), nas bochechas e na área periorbital (21% e 18%, respetivamente) e no couro cabeludo (10%) são **os que têm maior probabilidade de recorrência**.

Como já foi referido, um dos princípios fundamentais da excisão cirúrgica das neoplasias epiteliais da pele é **a obrigatoriedade de excisão do tumor dentro do tecido saudável**. No caso do carcinoma basocelular e do queratoacantoma, deve ser excisada uma margem de 0,5-1,0 cm, enquanto no caso do cancro de pele de células escamosas e do carcinoma basocelular do tipo ulcus rodens, deve ser excisada uma margem de 1-2 cm a partir do bordo do tumor.

Nos casos em que foram identificadas **lesões extensas**, podem ser utilizados procedimentos cirúrgicos que envolvam a utilização de enxertos de pele para fechar o defeito da ferida. Estes procedimentos podem ser efectuados utilizando um retalho de alimentação ou um retalho cutâneo livre.

A **complicação mais frequente** após um tratamento cirúrgico é a formação de uma **cicatriz queloide**, que se desenvolve em cerca de 11% dos casos. Para evitar esta complicação, é essencial ter em conta um certo número de factores que contribuem para o seu desenvolvimento. Em particular, a intervenção cirúrgica não deve ser efectuada antes de um ano após o fim da isotretinoína.

As caraterísticas anatómicas também predispõem ao desenvolvimento do queloide. É mais provável que se desenvolva após intervenções cirúrgicas em áreas de pele sob tensão ou cobrindo diretamente saliências ósseas, bem como na parte superior dos braços, costas, esterno, ombros, ângulo do maxilar inferior e lóbulo da orelha.

Após a remoção cirúrgica do tumor, o efeito cosmético é geralmente muito bom. No entanto, este método não impede o desenvolvimento de recidivas.

É de grande importância que a área marginal do tumor removido aquando da intervenção cirúrgica seja sujeita a controlo microscópico. Quando o tumor é removido sob controlo histológico, obtém-se a taxa de recorrência mais baixa de 4,5%.

O método de **"cirurgia micrográfica de Mohs"**, desenvolvido em 1936 por F.E. Mohs, representa o **método mais exato de remoção de tumores malignos**. Envolve um exame microscópico em série controlado de tecido retirado diretamente do doente e fixado quimicamente in situ com pasta de cloreto de zinco. O tecido para congelação, preparação de fatias e subsequente microscopia é sistematicamente removido de acordo com um esquema específico até que a fatia deixe de apresentar sinais de malignidade.

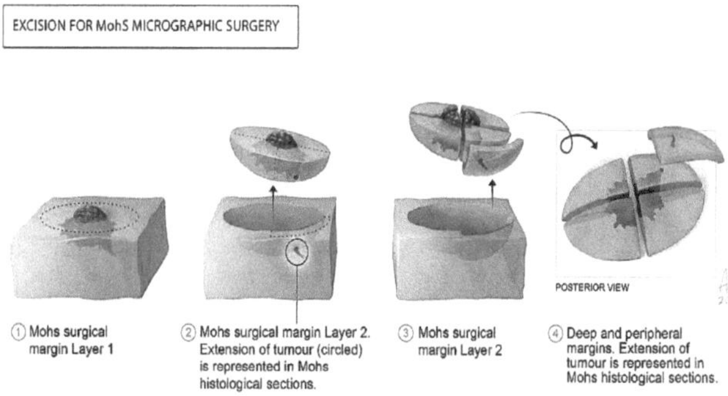

EXCISION FOR MohS MICROGRAPHIC SURGERY

POSTERIOR VIEW

① Mohs surgical margin Layer 1

② Mohs surgical margin Layer 2. Extension of tumour (circled) is represented in Mohs histological sections.

③ Mohs surgical margin Layer 2

④ Deep and peripheral margins. Extension of tumour is represented in Mohs histological sections.

O procedimento da **"cirurgia micrográfica de Mohs"** é complexo e requer uma técnica cirúrgica precisa. Normalmente, é efectuada em regime ambulatório sob anestesia local. A intervenção pode consistir em vários ciclos. Este método é mais frequentemente utilizado no tratamento de **tumores faciais e outras localizações de importância estética**, bem como em cancros da pele recorrentes, especialmente nos casos em que as células cancerosas ainda estão presentes na cicatriz e o limite do tumor recorrente não pode ser definido com precisão.

É indicado para o carcinoma basocelular do tipo esclerodermia, dermatofibrossarcoma de abaulamento, carcinoma basocelular e cancro de pele de células escamosas localizados em áreas onde existe uma elevada probabilidade de recorrência (prega nasolabial, canto interno do olho, aurícula, etc.) ou em áreas onde é necessária a preservação máxima de tecido saudável (pontas das asas nasais, lábio, orelha).

No domínio da oncologia dermatológica, **os métodos cirúrgicos especiais** incluem a **criocirurgia** e **a cirurgia laser**.

O método de criocirurgia tem sido utilizado no tratamento de neoplasias epiteliais da pele desde a década de 1970. O procedimento baseia-se na necrose controlada do tumor pelo médico. Existem dois métodos distintos de crioterapia: **aplicação** e **aerossol**.

No **primeiro** método, a profundidade da influência criogénica não excede os 10 mm e só pode ser utilizada para o tratamento de neoplasias superficiais da pele (queratose seborreica, queratose solar, cancro basocelular superficial, etc.). O **segundo** método permite uma maior profundidade de penetração da influência criogénica e uma maior área de captura de tecido.

O método de destruição criogénica resulta na morte de células tumorais através da formação de cristais de gelo extracelulares e intracelulares, estase sanguínea e subsequente anóxia e necrose tecidular. Para além disso, a influência da crio provoca uma resposta humoral e mediada por células em todo o organismo. Os métodos mais eficazes incluem o congelamento rápido e o aquecimento lento. **Foi demonstrado que os procedimentos repetidos de congelação rápida são mais prejudiciais para os tecidos do que a congelação prolongada.** O agente mais comum utilizado na criocirurgia é o azoto líquido, que é o único método fiável para conseguir uma destruição profunda dos tecidos.

A crio-intervenção é realizada com sondas de vários diâmetros, cotonetes e, no caso do método de aerossol, o azoto líquido é pulverizado a partir de garrafas térmicas especiais através de uma ponta. A vantagem da criodestruição não é apenas a possibilidade de destruição completa do tecido tumoral com a ativação de factores protectores que inibem o desenvolvimento do tumor, mas também a ausência de dor associada à intervenção, o efeito hemostático do congelamento e o efeito cosmético satisfatório com a ausência de cicatrizes ásperas.

Após a criointervenção, ocorre necrose tecidular, que é tratada com terapêutica anti-inflamatória do foco da lesão com solução de permanganato de potássio, pomada de heliomicina, fastin, etc. Em caso de desenvolvimento de uma infeção secundária, é administrada uma terapia antibiótica. Uma desvantagem da criointervenção é o período prolongado de rejeição das massas necróticas e de formação de cicatrizes, que, dependendo da altura da criointervenção, é em média de quatro a seis semanas.

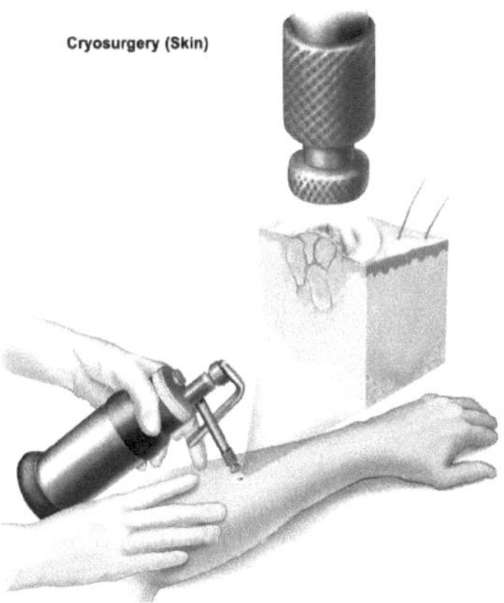

As indicações para a criocirurgia incluem a localização de neoplasias epiteliais da pele na região periorbital, nariz, tronco, membros, genitais, bem como recidivas tumorais após radioterapia, o desenvolvimento de neoplasias em cicatrizes, etc. A **taxa de cura** clínica **da criodestruição é de 62,5% a 100%** (dependendo da forma e localização das neoplasias epiteliais da pele), com uma taxa de recorrência de 10% a 20%. Como consequência da criodestruição, podem ocorrer hipo e hiperpigmentação, cicatrizes atróficas e hipertróficas, neuropatias e áreas de calvície persistente.

Na prática clínica, a técnica de coagulação de tumores por laser é utilizada com maior frequência do que o método de excisão com um feixe focalizado. Na prática, são normalmente utilizados para este fim lasers potentes de neodímio pulsado (comprimento de onda de 1060 nm) e de dióxido de carbono (comprimento de onda de 10600 nm).

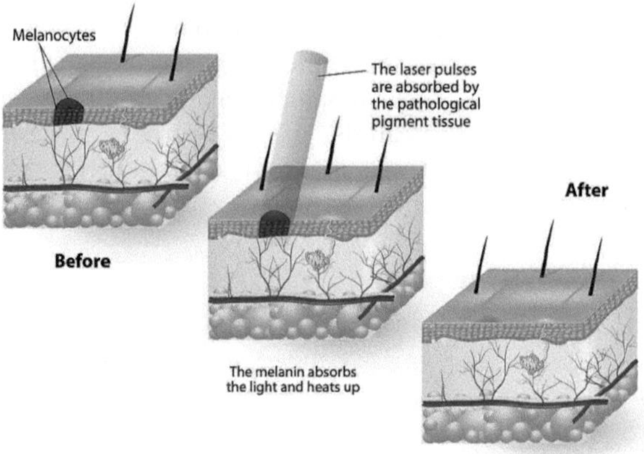

As indicações para a coagulação por laser incluem **tumores de pequenas dimensões (até 1-2 cm)**, **lesões primárias-múltiplas, tumores recorrentes,** bem como neoplasias localizadas em áreas de difícil acesso por outros métodos de tratamento (por exemplo, o canal auditivo externo e a superfície interna das asas do nariz).

Entre os tumores epiteliais da pele, a coagulação por laser é mais frequentemente realizada para o **carcinoma basocelular, o cancro da pele de células escamosas** (até 2-3 cm de diâmetro), **o queratoacantoma, as neoplasias dos anexos cutâneos, o papiloma, o tumor de Buschke-Löwenstein**, bem como para as recidivas destes tumores. A vantagem do procedimento reside na **remoção simultânea do tumor com a coagulação dos vasos sanguíneos, o que evita hemorragias**.

Por conseguinte, a coagulação laser é também utilizada no tratamento do granuloma piogénico e do angioma cavernoso. Uma das principais vantagens da coagulação a laser é o facto de não causar complicações locais ou gerais, o que a torna uma opção de tratamento ideal para tumores com cartilagem e tecido ósseo subjacentes.

A radioterapia das neoplasias epiteliais da pele, que assegura a morte das células tumorais através da danificação do aparelho cromossómico e da inibição da atividade mitótica, tem mantido a sua importância até hoje. **É importante notar que a maioria das células tumorais em proliferação é radiossensível na fase da mitose e imediatamente a seguir**.

Em contrapartida, as células não-proliferantes têm uma radiossensibilidade muito baixa e são capazes de reparar os danos, permitindo-lhes dividir-se e formar novas células. A incapacidade de destruir 100% das células malignas devido à sua localização em diferentes períodos do ciclo de vida exige o fracionamento da dose total de radiação.

São utilizados os seguintes métodos de radioterapia: utilização de feixes de electrões, radioterapia de baixa tensão ou de ortovoltagem, bem como radioterapia de proximidade e implantação de agulhas de rádio. As indicações para o tratamento por radiação incluem o **cancro de pele de células escamosas, o cancro de células basais (em particular, as formas císticas e ulceradas), a eritroplasia de Keir, a doença de Bowen** e as neoplasias epiteliais recorrentes da pele que surgiram após outros métodos de tratamento e localizadas perto de aberturas naturais (olhos, nariz, lóbulos das orelhas, etc.). O tratamento com radiação é indicado para pacientes com contra-indicações ao tratamento cirúrgico, idosos e quando o diâmetro da neoplasia não ultrapassa 20 mm. Além disso, é utilizada como **terapia adjuvante no tratamento de cancros da pele invasivos profundos e metastáticos**.

A radioterapia é normalmente bem tolerada pelos doentes, com um desconforto mínimo. Simultaneamente, observa-se o desenvolvimento de reacções locais à radiação dos tecidos normais na área irradiada. A gravidade destas reacções é influenciada por uma série de factores, incluindo o tipo de técnica de irradiação utilizada, o nível de doses absorvidas individuais e totais, o ritmo de irradiação e a dimensão dos campos.

Além disso, a extensão do tumor, o estado dos tecidos normais circundantes e outros factores podem também contribuir para a gravidade destas reacções. O grau destas reacções depende da técnica de irradiação.

As reacções cutâneas agudas à radiação limitam-se normalmente a eritema e epidermite seca, que não requerem a interrupção do tratamento, resolvem-se independentemente ou são tratadas com pomada de metiluracilo a 5%. A radioterapia está associada a um risco de complicações da radiação, incluindo dermatite de radiação, conjuntivite, cataratas, pericondrite, úlceras tróficas, fraqueza geral, perda de apetite, dores de cabeça e tonturas, leucemia e linfopenia, trombocitopenia, etc.

Estas complicações são observadas em aproximadamente 18% dos casos. Isto obriga a uma monitorização contínua do estado do sangue periférico e à implementação de medidas corretivas para lidar com as complicações através da administração de vitaminas, da terapia de desintoxicação, do tratamento sintomático e de outras intervenções. A radioterapia é ineficaz no tratamento de tumores esclerosantes e está contra-indicada na presença de fístulas e cicatrizes.

O tratamento mais comummente utilizado para as neoplasias epiteliais da pele é a radioterapia fraccionada de foco fechado, que envolve a exposição diária ao foco. **A dose única absorvida é de 3-5 Gy (300-500 rad), com uma dose cumulativa total de 50-70 Gy (5000-7000 rad).**

A terapia gama intratecal é o método de eleição para tumores localizados na área dos **lábios, aurículas e pálpebras, com infiltração acentuada dos tecidos subjacentes**.

De acordo com a literatura disponível, o efeito cosmético da radioterapia foi classificado como bom em 57,2% dos casos, satisfatório em 24,8% e mau em 11,1%. No entanto, a incidência de complicações variou consideravelmente, de 4,9 a 80% dos casos. As recidivas do carcinoma basocelular após a radioterapia foram observadas em 5-20% dos casos. A taxa de recidiva é maior nos casos em que o tumor está localizado no couro cabeludo, nariz, região periorbital ou nos casos em que há uma área maior de lesões.

Em conclusão, apesar do advento de novas modalidades mais eficazes e seguras, a radioterapia manteve a sua importância no tratamento de uma série de neoplasias malignas da pele e pode continuar a representar a abordagem ideal no tratamento de formas selecionadas de cancro basocelular, cancro de pele de células escamosas, eritroplasia de Keir e doença de Bowen.

Em certos casos de neoplasias cutâneas, é possível utilizar **a quimioterapia geral**. A administração de agentes quimioterapêuticos no corpo pode ser efectuada através de várias vias, incluindo oral, intravenosa, intramuscular, intra-arterial regional e endolinfática. Os agentes citostáticos utilizados em oncologia dermatológica são classificados em várias categorias.

O primeiro grupo de agentes quimioterapêuticos é o dos agentes de denominação. Possuem atividade citostática, uma vez que são capazes de formar ligações covalentes com compostos nucleófilos, incluindo elementos estruturais do ADN, o que resulta no bloqueio da mitose e na interrupção da viabilidade celular. Este grupo inclui derivados de biscloroetilamina, etilenaminas e etilenodiaminas, alquilsulfonatos, nitrosoureias e derivados de triazenos.

Estes agentes são normalmente utilizados no tratamento do **cancro basocelular múltiplo e metatípico (propidina), do linfoma cutâneo (propidina, fotrina, clorambucil, ciclofosfamida, ambiina, sarcolisina, dacarbazina, degranol, dopan), do sarcoma de Kaposi (propidina, ciclofosfamida, fotrina) e do melanoma (dacarbazina)**.

O segundo grupo de agentes quimiopreventivos é constituído pelos antimetabolitos, que são compostos que interferem com a síntese dos ácidos nucleicos. Estes agentes são análogos do ácido fólico e incluem o **metotrexato**, que é utilizado no tratamento do **queratoacantoma**. Outros antimetabolitos incluem purinas, como a **fopurina**, que é utilizada no tratamento do **linfoma cutâneo e do sarcoma de Kaposi**, e pirimidinas, como o **fluorofur**, que é utilizado no tratamento do **linfoma cutâneo**.

O terceiro grupo de medicamentos de quimioprevenção inclui alcalóides (vinblastina e vincristina para o linfoma cutâneo), antibióticos: bleomicina (utilizada para o linfoma cutâneo, cancro de pele de células escamosas, doença de Bowen, verrugas); bruneomicina e doxorrubicina (para o linfoma cutâneo); e dactinomicina (para o sarcoma de Kaposi e o melanoma).

O quarto grupo de **agentes quimioterapêuticos** inclui substâncias sintéticas de estrutura química variável. Entre elas, contam-se os derivados da ureia **(hidroxicarbamida)**, utilizados no tratamento do **melanoma e** da **doença de Hodgkin**, bem como uma série de outros compostos.

Todos os grupos de agentes citostáticos acima mencionados têm a capacidade de exercer um efeito sobre as populações de células que apresentam um crescimento maligno, bem como sobre outros sistemas de tecidos caracterizados por uma rápida proliferação, incluindo o sistema imunitário, as células da mucosa gastrointestinal, a pele e os seus apêndices. Uma parte significativa destes agentes é altamente tóxica.

Entre as **complicações da quimioterapia**, as mais frequentemente descritas são as náuseas, os vómitos, a diarreia, a anorexia, a estomatite, a alopécia, a síndrome hemorrágica, a anemia, a trombocitopenia, a leucopenia, a hepatite, a nefrite e a dermatite. A prevenção e o tratamento das complicações são efectuados de forma análoga à utilizada na radioterapia.

A quimioterapia está contra-indicada em casos de emaciação grave do doente, disseminação do processo tumoral, especialmente com metástases para o cérebro, fígado, rins; supressão inicial da hematopoiese (menos de 3,0 x 109/l leucócitos e 100 x 109/l plaquetas), patologia do sistema cardiovascular, tuberculose ativa.

A presença de alterações cutâneas pré-cancerosas

As massas pré-cancerosas ou pré-malignas são aquelas que têm uma **elevada propensão para se transformarem em tumores malignos**. O conceito de lesões pré-cancerosas e a terminologia utilizada para as descrever são amplamente debatidos.

As queratoses actínicas são neoplasias cutâneas que consistem em proliferações de queratinócitos epidérmicos citologicamente aberrantes resultantes da exposição prolongada à radiação ultravioleta. O conceito de queratose pré-cancerosa foi **proposto pela primeira vez por Dubreuilh** no final do século XIX.

As queratoses actínicas foram identificadas pela primeira vez sob o termo queratoma senil por Freudenthal em 1926. Em 1958, Pinkus descreveu mais pormenorizadamente estes focos e propôs o termo queratose actínica. Estes focos são também referidos como queratoses solares e queratoses senis.

A queratose actínica (QA) é definida como a hipertrofia do tecido córneo induzida por um feixe de luz do presumível espetro ultravioleta. **As QA são consideradas lesões pré-cancerosas com potencial para se transformarem em cancro de pele de células escamosas (CEC).**

No entanto, nos últimos anos, tem havido tentativas de rever este ponto de vista e de classificar as queratoses actínicas como neoplasias malignas. Isto deve-se ao facto de representarem essencialmente cancro da pele intra-epitelial de células escamosas (CEC) numa fase inicial de desenvolvimento. Embora as QA não evoluam para cancro em todos os casos, são as neoplasias iniciais que podem evoluir para cancro da pele de células escamosas (CEC).

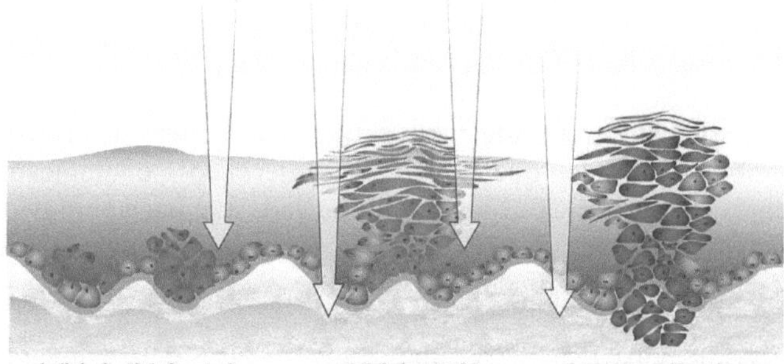

As queratoses actínicas (QA) são entidades clinicamente significativas, não só devido ao seu potencial de transformação em lesões pré-cancerosas, mas também porque são fortes preditores de melanoma subsequente ou de cancro da pele não melanoma (CCNM). Dado o aumento da incidência e prevalência do melanoma e do CCNM, os indivíduos com QA são **candidatos imediatos** a uma vigilância longitudinal cuidadosa para a prevenção da malignização da pele e para uma intervenção terapêutica precoce.

O **doente típico com queratose actínica** é um indivíduo idoso com **pele clara e olhos claros**, uma história de **insolação significativa**, uma história de **queimaduras solares e sardas**, **pouco bronzeado** e **elastose solar** acentuada ao exame.

A queratose actínica também pode ocorrer em **indivíduos mais jovens** se estes tiverem sido expostos a uma exposição solar prolongada durante a sua vida. **Aproximadamente 80% das queratoses actínicas** encontram-se em áreas do corpo facilmente acessíveis ao sol, como a **cabeça, o pescoço, os antebraços e as costas das mãos**. As manifestações típicas incluem **comichão, ardor ou dor aguda, sangramento e formação de crostas**. Os elementos típicos da QA, por vezes designados por QA eritematosa, apresentam-se normalmente como **pápulas eritematosas, planas, ásperas ou escamosas de 2-6 mm**.

O prognóstico da QA inclui a persistência, regressão ou transformação maligna em CEC invasivo. O percurso de desenvolvimento da queratose actínica não pode ser previsto antecipadamente em todos os casos.

O risco relativo de progressão para CEC depende de factores relacionados com a própria QA. Estes incluem a duração da persistência da queratose actínica e o número inicial de elementos de QA na pele. Além disso, o risco de cancro da pele de células escamosas aumenta à medida que **a dose de irradiação UV aumenta**, bem como em função de **determinadas caraterísticas do doente**, como **o grau de imunossupressão**.

A **taxa de metástases** do cancro de pele de células escamosas desenvolvido a partir de queratose actínica varia consideravelmente, **de 1-2% a 20%**. Esta depende principalmente da **profundidade da invasão,** da **localização (os lábios, os pavilhões auriculares e o couro cabeludo são zonas de alto risco),** da **diferenciação e da presença de invasão perineural**.

O tratamento da queratose actínica pode ser dividido em duas categorias principais: focal e zonal.

A maioria dos métodos de tratamento focal da queratose actínica (QA) implica a remoção física das lesões. Estes métodos destrutivos são os mais frequentemente utilizados no tratamento das QA.

1. **A criocirurgia** é o **procedimento destrutivo mais comum** e é normalmente efectuada com um spray ou um aplicador com ponta de algodão. O primeiro estudo prospetivo sobre a eficácia da criocirurgia foi realizado em 2004. A taxa de resolução completa dos focos quando os doentes foram revistos ao fim de **três meses foi de 67,2%**.

Uma análise adicional dos dados por subgrupos de doentes de acordo com o tempo de congelamento efetivo revelou que a resolução completa foi observada em 39% dos casos com um tempo de congelamento de 5 segundos ou menos, em 69% dos casos com um tempo de congelamento de 6 a 20 segundos e em 83% dos casos com um tempo de congelamento superior a 20 segundos.

Foi observada hipopigmentação em 29% dos locais de erradicação de **QA**, o que pode ser atribuído ao facto de o tempo de congelação ter sido mais longo do que o habitual, uma vez que os melanócitos são particularmente susceptíveis à lesão pelo frio. Os investigadores concluíram que o tempo de congelação ideal é de 10 a 15 segundos.

2. **A remoção cirúrgica da queratose actínica.** Outro método de tratamento destrutivo das QA é a **curetagem**. Juntamente com a criocirurgia, estes dois métodos representam aproximadamente 80% de todos os procedimentos de tratamento das QA nos Estados Unidos. É utilizada uma cureta para remover mecanicamente os queratinócitos atípicos. Posteriormente, pode ser utilizado um electrocautério para destruir algumas das células típicas e obter hemostase.

A fim de melhorar o resultado cosmético final, é aconselhável que a eletrocirurgia seja utilizada de forma mínima.

Métodos zonais de tratamento da queratose actínica

As terapias zonais são utilizadas para tratar áreas mais vastas de pele foto-traumatizada, em vez de se dirigirem apenas a elementos clinicamente evidentes ou subclínicos da queratose actínica. Estas técnicas podem ser classificadas como tópicas ou medicamentosas e processuais, e são mais adequadas para doentes **com fototrauma cutâneo moderado a grave e com QA generalizada** que é demasiado pesada e dolorosa para tratar com métodos focais.

Após uma análise mais aprofundada, torna-se evidente que uma proporção significativa de doentes com QA apresenta fases iniciais da doença em áreas expostas ao sol. Este facto acaba por determinar a utilização mais racional da terapia de zona neste problema complexo.

1. **Terapia tópica zonal.** Vários agentes tópicos foram aprovados pela Food and Drug Administration (FDA) dos EUA para utilização no tratamento das QA. Estes incluem o 5-fluorouracil (5-FU), o creme de imiquimod a 5% e o gel de diclofenac a 3%.

2. O **segundo grupo** de métodos de terapia zonal para formas difusas de queratose actínica é a terapia processual, que inclui **criopilling, dermoabrasão, peelings químicos médios e profundos, resurfacing a laser e terapia fotodinâmica (PDT).**

Os dados indicam que a terapia da queratose actínica (QA) é necessária para prevenir o desenvolvimento de lesões malignas. Existe uma variedade de modalidades que visam os focos de QA, bem como modalidades de terapia zonal, para a redução da carga patológica da QA.

A seleção de uma estratégia terapêutica adequada deve ter em conta as necessidades individuais do doente, as competências do médico, o mecanismo de ação das diferentes terapêuticas, o seu perfil de efeitos secundários e o custo do tratamento.

Queratose arsénica : Diagnóstico, tratamento, prognóstico

As queratoses arsenicais (AK) são lesões pré-cancerosas causadas pela **exposição crónica ao arsénio**. As queratoses de arsénio podem evoluir para carcinoma espinocelular invasivo (CEC).

Observou-se que a queratose de arsénio (QA) e a doença de Bowen (DB) induzida pela exposição ao arsénio persistem durante longos períodos, ocorrendo a transformação em CEC invasivo com uma frequência relativamente baixa.

No entanto, o cancro de pele de células escamosas invasivo que surge na QA é caracterizado por uma **evolução mais agressiva e um maior risco de metástases**, em contraste com o CEC que surge na queratose actínica (QA).

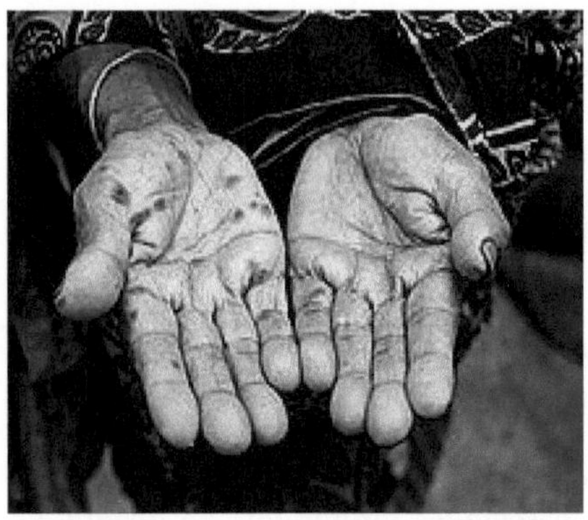

No tratamento de doentes com envenenamento crónico por arsénico e queratose arsenical (QA), recomenda-se a realização de um exame regular de toda a pele e de um exame físico geral, se possível **uma vez de seis em seis meses**. A incidência exacta de tumores malignos internos associados ao envenenamento crónico por arsénico é incerta e, como resultado, **não** existe atualmente **um protocolo de rastreio normalizado** para detetar potenciais tumores internos.

Da mesma forma, o tratamento da queratose arsenical não é padronizado ou obrigatório. No entanto, a terapia destas erupções cutâneas é por vezes efectuada para aliviar o desconforto associado sentido por alguns doentes. Os tratamentos tópicos podem incluir a **excisão cirúrgica, a criocirurgia, a curetagem, o tratamento com laser de dióxido de carbono e a quimioterapia tópica com 5-FU**. No entanto, o tratamento com 5-FU é menos eficaz para a queratose arsénica do que para a queratose actínica.

Queratoses raras da pele : térmicas, de hidratos de carbono, de radiação, cicatriciais

Queratose térmica: uma formação pré-cancerosa resultante da **exposição prolongada à radiação infravermelha**, que pode transformar-se em cancro de células escamosas (CCE). As fontes de radiação infravermelha incluem fogos abertos, motores térmicos de comboios, fogões a lenha, almofadas e cobertores de aquecimento e computadores portáteis.

Uma dermatose pré-cancerosa é o eritema térmico; deve ser efectuada uma biopsia de quaisquer pápulas ou placas hiperqueratósicas num local com estas caraterísticas. **A frequência de transformação da queratose térmica em CEC é desconhecida.**

As queratoses de hidratos de carbono (CHK) são também conhecidas como queratoses de alcatrão ou fuliginosas e verrugas de alcatrão. Desenvolvem-se principalmente em indivíduos com contacto profissional com **hidrocarbonetos aromáticos policíclicos** (PAH). As profissões de risco incluem: trabalhadores da extração de alcatrão e xisto betuminoso, telhadores, trabalhadores rodoviários, pavimentadores de asfalto, trabalhadores da manutenção de auto-estradas, pedreiros, alvenarias, mecânicos de motores a diesel e limpadores de chaminés.

A queratose por hidratos de carbono pode transformar-se em CEC, mas a incidência de malignização e o risco de malignidade óssea são desconhecidos. O período de latência entre a exposição a HAPs e o desenvolvimento de CHK ou SCC é variável, indo de 2,5 a 45 anos.

A presença de hiperqueratose atípica na margem da narina, no lábio superior e na área genital deve levar a uma pesquisa de exposição ocupacional a HAPs. Outras manifestações clínicas incluem **hiperpigmentação irregular, acne e telangiectasia**.

As queratoses crónicas de radiação (CRK) são alterações pré-cancerosas que podem ocorrer no local de exposição muitos anos mais tarde e podem transformar-se em cancro de células escamosas (SCC). As fontes de radiação ionizante incluem os raios X, os raios de onda longa e os anéis de ouro contaminados com componentes radioactivos. Os focos de lesões localizam-se frequentemente **na pele das palmas das mãos, plantas dos pés e nas mucosas**.

O quadro clínico é representado por pápulas ou placas hiperqueratóticas em áreas de dermatite crónica por radiação e, por vezes, em pele clinicamente normal. O período de latência entre a exposição à radiação e o desenvolvimento de CRK pode ser de 56 anos. **O CRK induzido por radiação ionizante pode ser extremamente agressivo.** Além disso, os doentes expostos à radiação correm também o risco de desenvolver **tumores malignos dos órgãos internos**.

As queratoses cicatriciais crónicas (CSK) ou queratoses decorrentes de cicatrizes são crescimentos pré-cancerosos que se desenvolvem **em cicatrizes de longa duração**. A úlcera de Marjolin é normalmente referida como alterações malignas em cicatrizes pós-queimadura, mas pode referir-se a processos semelhantes em úlceras crónicas e passagens fistulosas. **Aproximadamente 2% das cicatrizes pós-queimadura tornam-se ósseas.**

A maioria dos carcinomas em cicatrizes pós-queimadura são carcinomas de células escamosas, embora também tenham sido descritos casos de carcinoma basocelular, melanoma, sarcoma e histiocitoma fibroso maligno.

A úlcera de Marjolin aguda desenvolve-se no espaço de um ano após a lesão, enquanto a úlcera de Marjolin crónica se desenvolve mais de um ano após a lesão, com um período de latência médio de 36 anos. **A localização típica é nas extremidades e na região articular.** Qualquer lesão persistente, erosão ou ulceração na área da cicatriz requer um exame histológico.

A prevenção inclui cuidados cuidadosos com as feridas, enxertos de pele precoces, prevenção de contracturas e excisão precoce de quaisquer áreas de tecido que mostrem sinais de degeneração.

Doença de Bowen

A doença de Bowen (DB) é uma doença in situ causada pela reação em cadeia da polimerase (PCR) que foi descrita pela primeira vez em 1912 por John T. Bowen, um dermatologista de Boston. A DB afecta tanto a pele como as membranas mucosas e pode transformar-se em CEC invasivo.

Epidemiologia: A DB pode ocorrer em qualquer idade nos adultos, mas raramente é observada antes dos 30 anos de idade. Os doentes com DB têm, normalmente, mais de 60 anos de idade. Pensa-se que a doença ocorre com igual frequência em homens e mulheres, embora a maioria dos estudos refira alguma predominância feminina.

A doença de Bowen (DB) pode ser encontrada em qualquer parte do corpo, tanto aberta como fechada. No entanto, as áreas abertas parecem ser afectadas com mais frequência, **particularmente a cabeça e o pescoço e as extremidades inferiores nas mulheres**. As lesões na DB são tipicamente solitárias, ocorrendo erupções cutâneas múltiplas em 10-20% dos doentes.

Etiologia e patogénese da doença de Bowen

Vários factores diferentes têm sido implicados no desenvolvimento da doença de Bowen, incluindo **insolação significativa, exposição ao arsénio, radiação ionizante, imunossupressão e infeção por certos tipos de HPV**. O ADN do HPV foi detectado em cerca de 30% das lesões extragenitais. O grupo etário e a localização privilegiada indicam uma forte associação com a insolação. A DB tem também menos probabilidades de se desenvolver em doentes com um fototipo mais escuro. O papel da exposição ao arsénico já foi discutido anteriormente.

O CEC in situ é frequentemente observado em receptores de transplantes de órgãos após anos de terapia com fármacos imunossupressores. A infeção por HPV está envolvida na provocação de determinados subtipos de DB. Em particular, o HPV-16 foi identificado em muitos casos de formas anogenitais de DB e em alguns casos de DB na pele dos dedos e na região periungueal.

Clínica do carcinoma de células escamosas in situ

A doença de Bowen apresenta-se tipicamente como uma placa fina, rosa ou eritematosa, destacada e de aumento lento, com bordos claros, contornos irregulares e escamas ou crostas na superfície, semelhante a uma placa psoriática. Podem também ser observadas alterações hiperqueratóticas ou verrucosas na superfície.

Também foi descrita uma forma pigmentada de DB, que ocorre em menos de 2% dos casos. As lesões individuais podem atingir vários centímetros de diâmetro, sendo também frequentemente observadas erupções cutâneas múltiplas. Tal como referido anteriormente, os locais típicos de localização incluem áreas expostas do corpo, como **a cabeça, o pescoço e as pernas, mas qualquer área pode ser afetada**.

Algumas variantes clínicas da DB merecem uma atenção especial. A DB intertriginosa pode apresentar-se como uma placa inflamatória húmida e eritematosa ou como uma mancha ou placa pigmentada. A DB periungueal das unhas pode apresentar-se como uma placa fina eritematosa à volta do bordo da cutícula com descamação à superfície, erosão crostosa, descoloração da placa ungueal, placa verrucosa ou destruição da placa ungueal. As membranas mucosas podem manifestar-se com pápulas e placas verrucosas ou polipóides, eritroplasia ou placas eritematosas com uma superfície aveludada.

O **diagnóstico e a diferenciação** do carcinoma de células escamosas in situ, também conhecido como doença de Bowen, é um **aspeto crucial da prática dermatológica**. A doença de Bowen é frequentemente diagnosticada erradamente como um cancro basocelular que se espalha superficialmente, erupções cutâneas irregulares de dermatite, psoríase ou queratose, como o líquen plano escamoso vermelho, queratose seborreica irritada ou melanoma sem pigmento.

Em alguns casos, as lesões com alterações hiperqueratóticas ou verrucosas mais graves podem ser difíceis de diferenciar das verrugas comuns, da queratose seborreica e do CEC. Para além disso, as lesões pigmentadas na DB podem ser erradamente diagnosticadas como melanoma. A forma superficial da DB pode ser distinguida de outras condições pela sua caraterística margem elevada, fina e transparente.

A diferenciação histológica entre a DB e outras condições é essencial. Estas incluem a doença de Paget, o melanoma pedigóide, o melanoma in situ, os carcinomas das células de Merkel, das glândulas écrinas e sebáceas, a papulose benigna e as alterações da verruga induzidas pela podofilina. Tanto na DB como na doença de Paget, podem ser observadas células vacuoladas, mas, em contraste com a doença de Bowen, não há disqueratose.

Um estudo anterior estabeleceu que o risco de progressão da doença de Bowen (DB) para carcinoma invasivo na ausência de tratamento é de aproximadamente 3-5%. Foi demonstrado que, quando o carcinoma invasivo se desenvolve num contexto de DB, aproximadamente 13% destes carcinomas metastizam, sendo que 10% dos casos resultam em resultados fatais devido à disseminação generalizada de metástases.

A presença de DB em muitos doentes é um marcador de um **risco elevado de desenvolvimento de cancro da pele não melanoma** (CCNM) mais tarde na vida. Em estudos que examinaram a associação entre a presença de DB e o risco de desenvolver outros CPNM, foi demonstrado que entre 30 e 50% dos doentes tinham um historial de CPNM ou desenvolveram CPNM mais tarde na vida.

O tratamento da doença de Bowen

Estão disponíveis várias opções de tratamento para a doença de Bowen. Estas modalidades terapêuticas podem ser classificadas em **três categorias principais: técnicas cirúrgicas e destrutivas, terapia local e tratamento ablativo não cirúrgico**.

As técnicas ablativas **cirúrgicas** e não cirúrgicas incluem a excisão, o tratamento cirúrgico micrográfico de Mohs, a curetagem com eletrocoagulação, a ablação química com ácido tricloroacético e o tratamento criocirúrgico. **O tratamento tópico** pode incluir a aplicação de 5-fluorouracil (5-FU) e um creme de imiquimod a 5%. **As técnicas ablativas não cirúrgicas** incluem a ablação por laser, a radioterapia e a terapia fotodinâmica (PDT).

Embora algumas técnicas tenham sido descritas como resultando numa taxa de cura mais elevada do que outras, é importante notar que nenhuma destas opções de tratamento é igualmente óptima para todas as formas de DB. A seleção de uma abordagem terapêutica adequada deve ser informada pelo tamanho e localização da lesão, bem como pelas caraterísticas individuais do doente, incluindo a idade e a taxa de cicatrização.

No caso de a quimioterapia tópica anterior ou as técnicas cirúrgicas ablativas se terem revelado ineficazes, o tratamento cirúrgico definitivo está indicado para a DB. Isto deve-se ao facto de a DB ter tendência a afetar uma maior área de superfície da pele e a tornar-se invasiva.

Epidermodisplasia verruciforme de Lutz-Lewandowsky

A epidermodisplasia verruciforme de Lutz-Lewandowsky é um tipo de queratose viral associada ao **HPV-3 e** ao **HPV-5**. O desenvolvimento da doença é favorecido por uma diminuição da imunidade celular. É evidente uma predisposição genética, tal como evidenciado pela ocorrência de casos de epidermodisplasia em famílias.

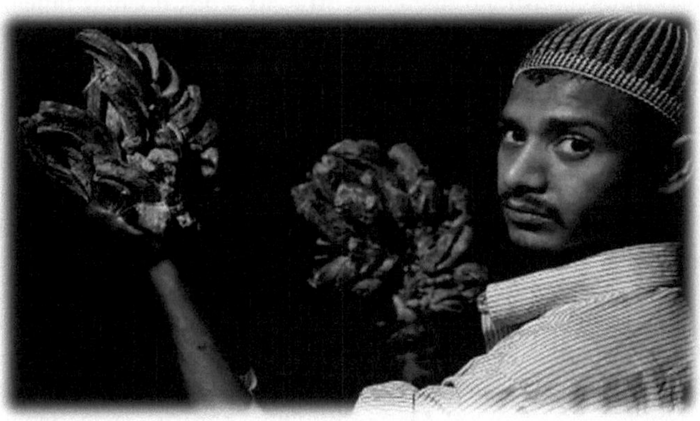

São possíveis os tipos de hereditariedade dominante e recessiva. Ocorre normalmente na infância.

Clinicamente, a epidermodisplasia verruciforme de Lutz-Lewandowsky é caracterizada pelo aparecimento de **múltiplas erupções cutâneas**, como verrugas planas do adolescente, **mais frequentemente nas extremidades e na face**. As localizações mais comuns são as **mãos e a testa**. Os elementos são propensos a agrupamento, disposição em forma de riscas e fusão, o que pode resultar na formação de grandes focos semelhantes a verrugas.

Em alguns casos, podem desenvolver-se tumores cutâneos nas lesões da epidermodisplasia verruciforme de Lutz-Lewandowsky.

Tumores dos anexos da pele - glândulas sebáceas, glândulas sudoríparas e pêlos

Os tumores dos apêndices cutâneos constituem um **vasto leque de neoplasias benignas e malignas** com diferenciação morfológica em relação às células de uma ou mais estruturas apendiculares da pele normal. A classificação e o diagnóstico dos tumores do apêndice cutâneo constituem um desafio devido à grande variedade de tipos de tumores, à nomenclatura complexa e aos numerosos sistemas de classificação destas neoplasias.

Os tumores dos apêndices cutâneos são tradicionalmente divididos em **quatro grupos**, de acordo com a diferenciação para **estruturas foliculares, omental-glandulares, apócrinas e écrinas**. Estes tumores podem ainda ser classificados de acordo com o **gradiente de diferenciação decrescente em três grupos**: **hiperplasias e hamartomas, neoplasia benigna e neoplasia maligna**. Esta classificação é semelhante à abordagem descrita na **Classificação Histológica Internacional de Tumores da OMS**.

Foram identificadas **mutações no gene p53** em alguns tumores do apêndice, o que sugere um papel potencial da **luz ultravioleta na sua etiologia**. Foram relatadas **mutações em linhagens de células germinativas** em várias genodermatoses, sugerindo um possível envolvimento destes genes na patogénese de determinados tumores do apêndice.

Por exemplo, foram observadas **mutações no gene PTCH** em **tumores foliculares** de doentes com síndrome do nevo de células basais. Foram identificadas mutações no gene supressor de tumor **PTEN** em doentes com **síndrome de Cowden**. **A instabilidade de microssatélites** e as mutações no gene PTEN foram identificadas em doentes com **síndrome de Muir-Torre**.

A aplicação de tecnologias como a microanálise do ADN, a análise do microRNA e os estudos proteómicos pode levar à descoberta de marcadores moleculares adicionais úteis para a classificação destas neoplasias.

O termo "**nevo epidérmico**" é utilizado para designar as proliferações hamartomatosas do epitélio. Os tipos deste tumor diferem consoante a localização dos focos de lesão ou o tipo de célula predominante no exame histológico. Estes incluem **queratinócitos** (nevus epidérmico verrucoso), **glândulas sebáceas** (nevus sebáceo), **unidade sebáceo-cabeluda** (nevus comedonal) e **glândulas apócrinas** (nevus apócrino).

Epidemiologia

Os nevos epidérmicos são identificados **num em cada 1.000 recém-nascidos vivos**. A maioria das erupções cutâneas desenvolve-se **durante o primeiro ano de vida**, com a grande maioria dos nevos a ocorrer até aos 14 anos de idade. Existem poucos relatos de nevos epidérmicos em adultos, sendo que o doente mais velho é uma mulher na casa dos 60 anos.

Este nevo epidérmico de aparecimento tardio pode representar uma neoplasia que já estava presente a um nível subclínico, mas a sua deteção foi associada ao crescimento da neoplasia já em idade avançada. A prevalência do nevo epidérmico é semelhante em homens e mulheres, e **a maioria dos casos é esporádica**. No entanto, também foram registados alguns casos familiares.

Nevo epidérmico verrucoso

O nevo epidérmico verrucoso (VEN) também é conhecido como nevo epidérmico verrucoso linear ou nevo epidérmico linear. A apresentação clínica do VEN é caracterizada pela presença de **pápulas** verrucosas da cor da pele, **castanhas ou cinzentas-acastanhadas, localizadas ou difusas**, muito espaçadas, que podem coalescer e formar placas papilomatosas bem demarcadas.

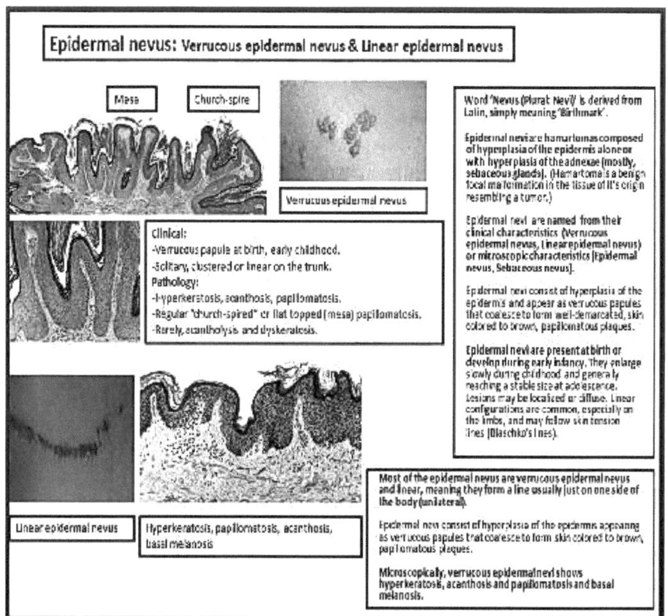

Nas extremidades, existe frequentemente uma disposição linear, com as erupções localizadas ao longo das **linhas de Langer** ou ao longo das linhas de tensão da pele num estado relaxado. Um nevo epidérmico verrucoso que afecta uma grande área é designado por nevo epidérmico sistémico. As variantes deste tipo de nevo incluem **o nevo unilateral** (nevus unius lateris), **nevos epidérmicos localizados numa metade do corpo**, e **a ictiose em agulha** (ictiose hystrix), **nevos epidérmicos localizados bilateralmente**. Não é raro que os nevos sistémicos cresçam transversalmente no tronco e longitudinalmente nas extremidades.

Um nevo epidérmico acompanhado de **prurido**, **eritema** e **descamação** é uma variante do nevo epidérmico designada como **nevo epidérmico verrucoso linear inflamatório** (ILVEN). Estas erupções cutâneas são mais frequentemente observadas nas nádegas e nas extremidades inferiores e podem assemelhar-se a psoríase linear.

Evolução e complicações

Os nevos epidérmicos lineares tendem a desenvolver-se entre o nascimento e a puberdade. Embora as lesões congénitas não tendam a espalhar-se significativamente, as erupções cutâneas presentes após o nascimento podem aumentar durante a infância, e a estabilização do seu tamanho não ocorre até à puberdade. Embora as erupções intertriginosas possam macerar e possa ocorrer infeção secundária, a maioria dos nevos epidérmicos permanece estável após a puberdade.

Existem relatos isolados de desenvolvimento de carcinoma basocelular ou espinocelular no interior de um nevo epidérmico. Esta transformação maligna é mais frequentemente observada **na meia-idade ou numa idade mais avançada**, embora o **doente mais jovem** em que tal transformação foi descrita fosse uma **rapariga de 17 anos**.

Os nevos epidérmicos podem estar associados a outras alterações epidérmicas, incluindo **manchas café-com-leite**, **manchas hipopigmentadas congénitas** e **nevos congénitos não celulares**, e podem ser acompanhados por anomalias noutros sistemas orgânicos.

Em casos raros, as crianças com nevos epidérmicos são diagnosticadas com **hiperqueratose epidermolítica** (EHK), uma doença que se desenvolve em resultado de uma **mutação no gene da queratina 10** (K10). Paller et al. efectuaram um estudo que examinou **três famílias** com esta doença. A análise de amostras de pele de pais e filhos com EHK revelou a presença de uma mutação em um ou dois alelos K10 nos pais dentro de nevos epidérmicos. **Fora dos focos de lesão, não foi detectada qualquer mutação.**

O **tratamento** dos nevos epidérmicos **exige a excisão completa do nevo até à derme profunda**, uma vez que este é o método mais eficaz para prevenir a recorrência. No entanto, no caso de erupções cutâneas grandes e disseminadas, a excisão pode não ser a opção de tratamento mais adequada.

Estão disponíveis outras técnicas cirúrgicas e terapêuticas para tratar ou destruir estes nevos. Estas incluem a **ablação por laser**, **a electrofulguração**, **a crioterapia** e **os peelings químicos profundos ou médios**, que podem ser utilizados para a destruição parcial ou total das massas. Embora **os retinóides tópicos e o calcipotrieno** tenham um efeito reduzido, estes medicamentos podem ser utilizados **como terapia adjuvante para aumentar a eficácia da correção cirúrgica**.

Se for confirmada a transformação maligna no nevo epidérmico, a massa pode ser completamente excisada.

O **nevo sebáceo** é uma **neoplasia benigna** da epiderme que se apresenta como uma placa verrucosa cerosa. É normalmente observado entre o nascimento e a puberdade. Os tumores benignos das glândulas sebáceas são **caracterizados pela presença de glândulas sebáceas imaturas localizadas a um nível elevado na derme**, para além de folículos pilosos sebáceos que exibem anomalias de desenvolvimento.

Os tumores benignos mais comuns que ocorrem nos nevos sebáceos são o **cistadenoma papilar** e **o tricoblastoma**. Deve ser efectuado um diagnóstico diferencial para excluir outras condições, tais como **nevos epidérmicos**, **aplasia cutânea** e **alopecia triangular congénita**.

São pápulas e nódulos de crescimento rápido: é **necessário** um exame histológico **para excluir malignidade**, mas **a excisão** deve ser **efectuada caso a caso**.

O **nevo comedonal** é um hamartoma raro da unidade do pelo sebáceo. As lesões são caracterizadas por **poros dilatados, semelhantes a comedões, preenchidos por tampões de queratina**, dispostos de forma linear, nevóide, bilateral ou zosteriforme. Também é observada uma variante **inflamatória** com **quistos purulentos** e **erupções cutâneas semelhantes a acne**. Estas erupções cutâneas manifestam-se tipicamente **na pele da face**, **tórax** ou **braços**, e podem estar presentes à nascença ou desenvolver-se na infância. O termo **"síndrome do nevo comedonal"** é utilizado para descrever **a associação do nevo comedonal com manifestações extracutâneas**, incluindo defeitos esqueléticos, anomalias do desenvolvimento cerebral e cataratas.

O diagnóstico diferencial inclui acne vulgar, acne neonatal, miliums, nevus sebáceo e a forma linear da doença de Darier.

A variante não inflamatória do nevo comedonal é tipicamente assintomática, com o tratamento centrado na correção do defeito cosmético. A variante inflamatória pode ser acompanhada de supuração e dor acentuadas, necessitando de intervenção médica ou cirúrgica. A inflamação pode ser reduzida através da aplicação de tazaroteno ou creme retinoide, pomada de tacrolimus, creme de calcipotrieno e injecções intrafocais de esteróides.

Os queratolíticos podem proporcionar algum alívio. Os antibióticos sistémicos podem ser um tratamento eficaz para a infeção ou inflamação. **A intervenção cirúrgica** (extração, excisão, dermoabrasão ou laser resurfacing) **pode resultar em resultados clínicos favoráveis.**

Quistos epidermóides são revestidos por epiderme e preenchidos com queratina. Na maioria das vezes, surgem de um folículo piloso sebáceo bloqueado. O quadro clínico clássico é um **nódulo dérmico ou subcutâneo** com uma indentação umbilical no centro. A infiltração do conteúdo do quisto nos tecidos circundantes provoca uma reação aguda de células gigantes ao corpo estranho.

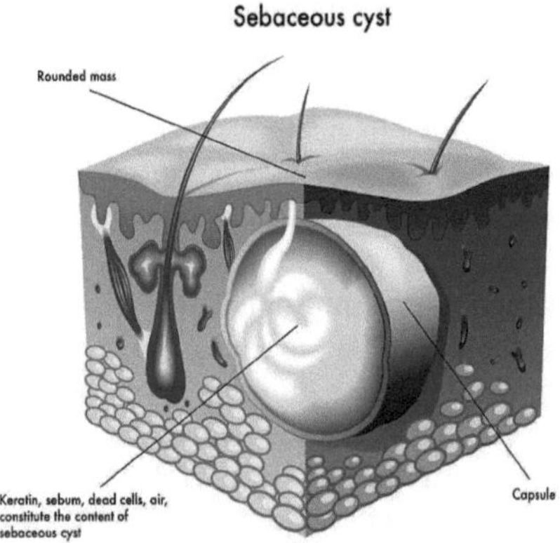

Quistos tricolematosos são massas revestidas de epiderme, cheias de queratina, claramente demarcadas, móveis e densas à palpação. Localizam-se normalmente no couro cabeludo. A histologia revela que a parede do quisto é desprovida de uma camada granular.

Pensa-se que **os Miliums** são causados pela obstrução do ducto de um folículo piloso sebáceo ou de uma glândula sudorípara écrina. O quadro histológico é semelhante ao dos pequenos quistos epidérmicos.

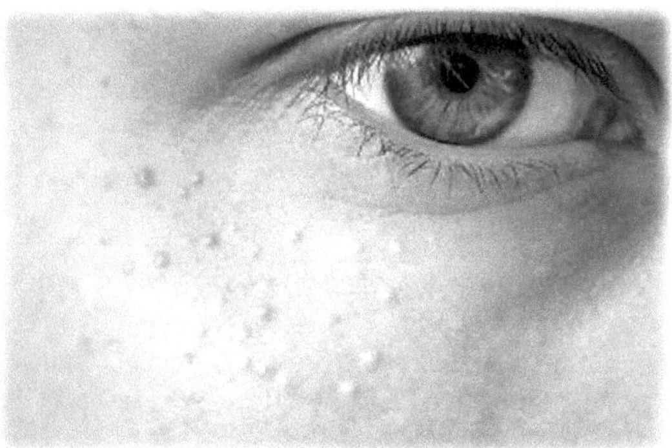

Esteatocistoma múltiplo: múltiplos quistos dérmicos cheios de sebo com glândulas sebáceas caraterísticas na parede do quisto.

Quistos dermoides: aglomerados de epiderme localizados ao longo de planos de fusão embrionária, mais frequentemente na pele da testa, cantos laterais dos olhos ou pescoço.

Quistos branquiogénicos: quistos assintomáticos causados pela oclusão dos seios da fenda branquial localizados ao longo do ângulo da mandíbula, quando se originam da primeira fenda branquial, e do terço médio a inferior da margem anterior do músculo esternoclavicular-papilar, quando se desenvolvem a partir da segunda fenda branquial.

Quistos ou seios pré-auriculares : invaginações epiteliais na região parotídea resultantes da fusão incompleta do primeiro e segundo arcos branquiais na região parotídea.

As complicações mais comuns dos quistos: rutura ou infeção secundária.

É necessária a remoção completa das paredes do quisto para evitar a recorrência da massa. As injecções intratecais de corticosteróides a uma concentração de 5 mg/ml podem ser utilizadas para tratar pequenas massas inflamadas acompanhadas de sintomas subjectivos.

No caso de o quisto estar inflamado, doloroso ou supurativo, é prudente suspeitar de uma infeção. O quisto deve ser aberto e drenado, e devem ser administrados antibióticos orais activos contra S. aureus. Dependendo do quadro clínico, pode ser indicada uma cultura para a seleção de uma terapia específica.

O tratamento final é a excisão completa ou a destruição da concha do quisto. Se o quisto se tiver aberto ou se tiver ocorrido uma infeção secundária, a excisão da massa deve ser adiada até que a inflamação tenha diminuído. Isto evitará a necessidade de dissecção da ferida.

Carcinoma basocelular

BASAL-CELL CARCINOMA

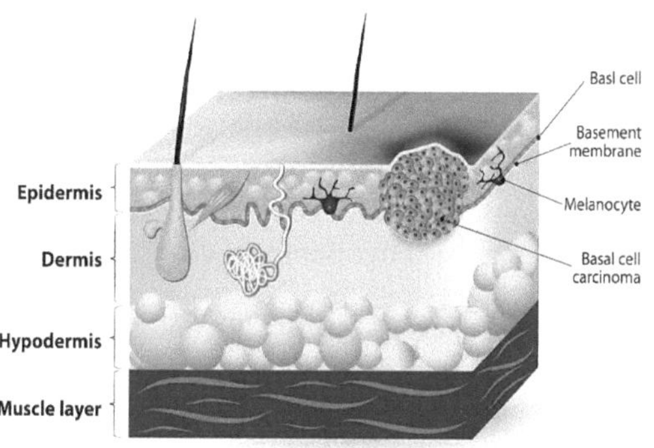

O carcinoma basocelular (CBC) é o cancro humano mais comum. É composto por células que são semelhantes às da camada basal da epiderme. O CBC difere de outros cancros da pele na medida em que tem uma **tendência extremamente rara para metastizar**, mas é capaz de **um crescimento local extenso**, que pode resultar em **perturbações estéticas e funcionais significativas**.

Existem provas circunstanciais de que o CBC ocorreu há séculos. Foram identificadas alterações cutâneas semelhantes ao cancro basocelular em **múmias egípcias** e o Instituto Antropológico de Turim possui restos humanos datados de 2000 a.C. cujos ossos apresentam alterações caraterísticas da **"síndrome do cancro basocelular nevóide"**. Estas evidências levaram os cientistas a colocar a hipótese de estes indivíduos terem tido múltiplos CBC cutâneos durante a sua vida.

As **primeiras descrições nosológicas** do carcinoma basocelular remontam à **Idade Média**. Nessa altura, já existiam numerosas recomendações para o tratamento da doença, denominadas **"noli-metangere" ("não me toques")**. Este termo parece ter unido originalmente várias doenças modernas, como as úlceras sifilíticas e lúpicas, as verrugas e os cancros da pele localizados no rosto. No entanto, historiadores médicos demonstraram que, gradualmente, passou a definir apenas um tipo de doença de pele, que mais tarde seria chamado de carcinoma basocelular.

Em 1827, A. Jacob forneceu a primeira descrição exaustiva do carcinoma basocelular (CBC) como uma entidade nosológica distinta, alinhando-se com o entendimento moderno desta doença. Identificou **quatro caraterísticas fundamentais do CBC**: o curso prolongado da doença, as caraterísticas específicas dos bordos e da superfície da úlcera, os sintomas relativamente ligeiros, a incurabilidade da doença nos casos em que a remoção completa não é possível e a ausência de envolvimento dos gânglios linfáticos.

Depois de A. Jacob, numerosos autores começaram a publicar as suas observações de casos de carcinoma basocelular. No entanto, dado **que o método morfológico era o único método de avaliação disponível na altura**, bem como a variedade de variedades morfológicas deste tumor, havia alguma confusão quanto à sua identificação.

A maior contribuição para a resolução destas controvérsias foi dada por **J. Hutchinson**, que formulou 14 caraterísticas básicas do carcinoma basocelular e descreveu várias das suas formas clínicas. Em 1903, **Krompecher** demonstrou que o tumor era originário de células epiteliais, denominando-o **carcinoma basocelular**. Apesar do extenso estudo histórico e da prevalência generalizada do carcinoma basocelular, numerosas questões relativas à sua histogénese e grau de malignidade permaneceram controversas durante um período considerável. Este facto reflecte-se na variedade de termos utilizados para descrever este tumor.

O crescimento infiltrativo e a propensão para a recorrência permitiram que alguns autores o classificassem como localmente maligno ou localmente destrutivo. Na edição de 1980 da **Classificação Histológica dos Tumores da Pele da OMS**, o carcinoma basocelular foi incluído no grupo dos cancros da pele devido ao seu crescimento invasivo local lento e ao seu potencial de metástases, embora estas sejam raras. A segunda edição da Classificação Histológica dos Tumores da Pele (OMS 1996) sublinha o baixo potencial maligno deste tumor.

O carcinoma basocelular **pode surgir de novo** ou, menos frequentemente, em áreas da pele que tenham sido danificadas por agentes químicos, térmicos ou outros. A ocorrência de tumores está associada à **exposição prolongada à luz solar** (especialmente em pessoas com pele clara), à exposição a carcinogéneos químicos e à radiação ionizante. O **período de latência** após a exposição à radiação ionizante foi observado **entre 20 e 30 anos**.

Um certo papel no desenvolvimento do tumor é atribuído a factores hereditários e imunológicos. O cancro basocelular é mais agressivo no contexto de imunossupressão. Nos doentes com carcinoma basocelular, verifica-se uma redução da atividade funcional dos linfócitos T e da citotoxicidade killer. Nos casos de cancro basocelular agressivo, verifica-se uma redução do número de linfócitos T presentes no sangue periférico.

No entanto, o impacto exato das respostas imunitárias sistémicas e locais no crescimento e desenvolvimento do tumor ainda não foi totalmente elucidado. Várias questões importantes permanecem sem resposta e representam áreas de interesse crescente e de investigação rigorosa nas próximas décadas.

Pensa-se que a transformação neoplásica de uma célula resulta de uma série de anomalias no genoma que conduzem a uma rutura progressiva do controlo do crescimento e da diferenciação celular. As alterações citogenéticas expressam-se sob a forma de translocação, amplificação e duplicação de regiões cromossómicas, que podem levar à ativação de oncogenes ou à eliminação de regiões cromossómicas, que podem causar a inativação de genes supressores de tumores.

Foram identificadas quatro classes de proto-oncogenes: factores de crescimento, receptores de factores de crescimento, transdutores de sinal dos receptores de factores de crescimento e factores de transcrição.

Está bem estabelecido que a aberração cromossómica mais prevalente na maioria das neoplasias sólidas é a deleção de uma ou duas regiões cromossómicas. No entanto, no cancro das células basais, as translocações que afectam diferentes regiões cromossómicas são observadas com maior frequência do que as deleções. No entanto, apesar da elevada frequência de translocações no cancro basocelular, a presença de ativação de oncogene neste tumor só foi comprovada em alguns estudos.

O **gene bcl-2**, responsável pela morte celular programada, é mais ativo no carcinoma basocelular (CBC), mas não há alterações na sua estrutura. Alguns investigadores encontraram mutações pontuais dos oncogenes **H-ras** e **K-ras** num pequeno número de CBC. No entanto, os tumores com **mutações do ras** não diferem em nenhuma caraterística clínica ou histológica daqueles em que não foram encontradas mutações do ras. Não foram observadas mutações pontuais ou amplificações nos cancros de células basais N-ras.

Estes dados sugerem que **a ativação do ras desempenha um papel secundário** na patogénese dos CBC e não é a causa da proliferação oncogénica das células basais. O papel de outros oncogenes e o seu envolvimento no desenvolvimento e progressão do cancro das células basais é atualmente pouco conhecido. Os dados citogenéticos obtidos não indicam qualquer oncogene ou gene supressor específico que desempenhe um papel importante no desenvolvimento do cancro das células basais.

Aparentemente, nenhuma das anomalias genéticas é fundamental para a patogénese da doença; em vez disso, a ocorrência de cancro basocelular deve-se à **instabilidade geral dos genes**. No entanto, em meados da década de 1990, houve relatos da existência de um gene no 9º cromossoma do genoma humano, cujas mutações conduzem ao desenvolvimento do cancro das células basais.

A **causa** provável **das mutações é a irradiação ultravioleta**, que provoca vários tipos de danos nos genes, incluindo a formação de fotodímeros e quebras na cadeia de ADN. Foi demonstrado que **as mutações pontuais do gene p53 ocorrem em 40-56% dos casos de carcinoma basocelular** após irradiação ultravioleta. Foi demonstrado que os factores de crescimento e as citocinas desempenham um papel fundamental na diferenciação e proliferação das células do carcinoma basocelular. Consequentemente, a produção ativa de citocinas, em particular as interleucinas-4, 5 e 10, foi observada no carcinoma basocelular.

Está bem estabelecido que **o carcinoma basocelular** (CBC) **cresce a um ritmo lento**. Com base em estudos autoradiográficos marcados com timidina, foi demonstrado que a atividade mitótica nos CBC nodulares é observada principalmente nas zonas periféricas dos complexos tumorais. Em subtipos histológicos mais agressivos, como **os CBC infiltrantes ou do tipo morfeia**, **as figuras mitóticas são mais prevalentes** e encontram-se em toda a área dos complexos.

A **proteína PCNA** é um indicador mais preciso da proliferação, detectando as células no processo de preparação para a divisão, ou seja, na fase S do ciclo celular. Foi revelado que a fase S no cancro de células basais é mais longa (de 18 a 20 horas) do que nos queratinócitos epidérmicos normais (16 horas). A determinação imunohistoquímica da presença de PCNA nos núcleos das células tumorais confirmou os dados dos estudos marcados com timidina. Em **massas nodais bem delimitadas**, o número de **células PCNA-positivas é de aproximadamente 10-20% das células tumorais**, enquanto que em tumores mais agressivos, o seu número aumenta até 30-40%. Existem provas de que as taxas de recorrência podem estar correlacionadas com um índice PCNA elevado.

A progressão do tumor é o resultado de um **equilíbrio entre a proliferação e a morte celular**. A elevada atividade proliferativa observada nos cancros basocelulares não se correlaciona com o crescimento clínico lento da maioria dos tumores. Por exemplo, verificou-se que o tempo de duplicação das células do carcinoma basocelular é, em média, de 9 dias, enquanto **os tumores em geral crescem cerca de 1-6 mm por ano**.

Por conseguinte, o cancro basocelular também deve ser caracterizado por uma morte celular intensa. Isto é **mais evidente nos carcinomas basocelulares nodulares de grandes dimensões**, com degenerescência quística no centro do tumor. Os cancros basocelulares de subtipos histológicos agressivos não apresentam sinais tão óbvios de alterações degenerativas. Nos subtipos de cancro basocelular de crescimento lento, a taxa de crescimento pode ser determinada em parte pela apoptose, uma forma programada de morte celular. Em contrapartida, nos tipos agressivos, a apoptose pode ser reduzida.

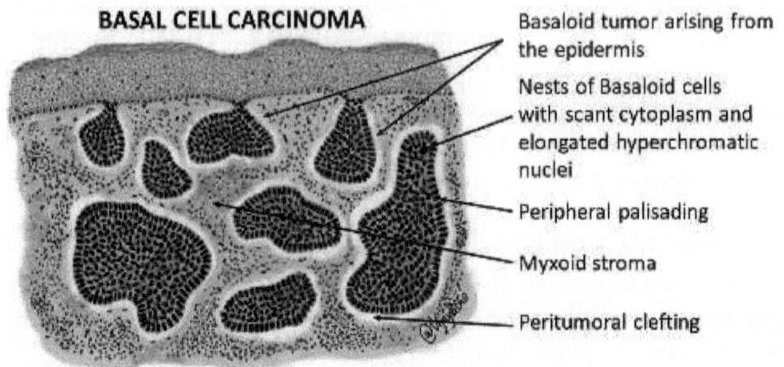

As caraterísticas estruturais da apoptose na célula são:

1) A presença de condensação da cromatina nuclear;

2) Um núcleo fragmentado com invaginação da membrana nuclear;

3) Uma superfície celular lisa devido à perda de vilosidades periféricas;

4) Destruição do citoplasma.

Estas células tumorais fragmentadas são fagocitadas por queratinócitos adjacentes ou por macrófagos em migração. Verificou-se que o processo de apoptose é regulado por produtos proteicos de determinados oncogenes. Em particular, a proteína do oncogene **bcl-2 é um bloqueador da apoptose**. Num estudo, foi demonstrado que as células cancerosas basais expressam intensamente o bcl-2.

No entanto, devem ser realizados mais estudos num grande número de diferentes subtipos histológicos de cancro basocelular, uma vez que a gama de atividade mitótica e o âmbito da apoptose em diferentes subtipos podem ser bastante extensos. Além disso, foi observado que a presença de células apoptóticas também pode variar consideravelmente em tumores individuais. Para além disso, a degeneração amiloide das células tumorais também contribui para o crescimento clínico lento dos CBC. Em alguns tumores, a maior parte do parênquima é substituída por amiloide derivado de queratinócitos tumorais.

Numa análise tridimensional do cancro basocelular que se **espalha** superficialmente, **S. Imayama** et al. demonstraram que o **tumor se espalha de forma ondulatória**. À medida que as "ondas" do tumor em crescimento são direcionadas centrifugamente para além das suas fronteiras, deixam atrás de si uma epiderme empobrecida com perda de papilas epidérmicas.

Isto resulta no quadro clínico caraterístico do cancro basocelular, que se caracteriza por um **bordo "perolado" móvel** e um centro tumoral retraído e enrugado, frequentemente ulcerado. **De acordo com este modelo concetual, a taxa clínica de crescimento do tumor depende da taxa de propagação das "ondas".**

Epidemiologia do cancro das células basais

O cancro basocelular é **a neoplasia epitelial mais comum da pele**, representando **45-90% de todos os tumores epiteliais malignos** desta localização. O CBC é mais prevalente em indivíduos com mais de 50 anos de idade, embora possa ocorrer em indivíduos mais jovens, entre os 20 e os 49 anos. Não existe uma diferença significativa na incidência do cancro basocelular entre homens e mulheres.

Em cerca de 80-85% dos casos, o cancro basocelular é um tumor solitário, enquanto que em 10-20% dos casos é um tumor múltiplo. Os tumores múltiplos podem ocorrer sequencialmente ou em simultâneo.

Está bem estabelecido que o cancro basocelular se desenvolve tipicamente em locais abertos e propensos à insolação. A maioria dos autores concorda que **o local mais comum para o carcinoma basocelular é a região da cabeça, representando entre 75,9% e 97,8% dos casos**.

Esta localização é **tipicamente** encontrada em áreas de **linhas de fecho embrionárias**, incluindo a pele do **nariz, o sulco nasolabial, as áreas periorbitais e periauriculares, as aurículas, o couro cabeludo, a testa, as regiões temporais e o pescoço**. No entanto, não existe atualmente uma correlação definitiva entre a localização do tumor e as zonas expostas a maior irradiação solar. Algumas zonas expostas a uma insolação intensa, como o lábio inferior e a orelha, apresentam uma incidência de CBC inferior ao que seria de esperar.

O cancro basocelular localiza-se menos frequentemente no tronco e nas extremidades. De acordo com vários autores, o CBC é diagnosticado **na pele do tronco em 1,7-10,5% dos casos, nas extremidades em 3,7-6,8% e nas zonas genitais e perianais em 0,48%**.

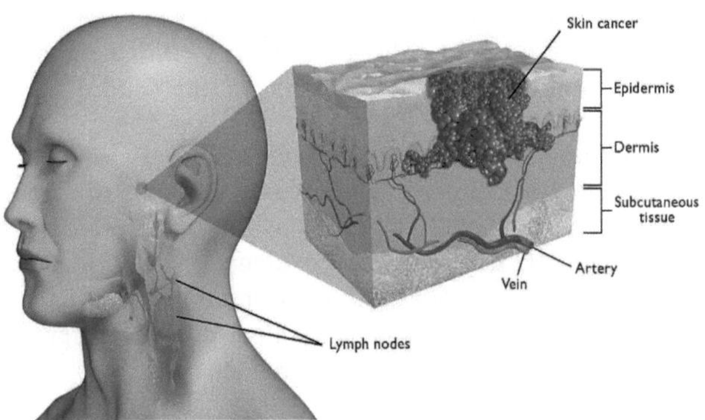

É de salientar que o sexo dos doentes parece influenciar o desenvolvimento do cancro das células basais (CBC) em regiões específicas do corpo, **com exceção da cabeça e do pescoço**. Por exemplo, no cantão suíço de Vaud, a localização mais prevalente do CBC em ambos os sexos foi a cabeça e o pescoço, seguida do tronco.

No entanto, nos homens, as extremidades superiores ocupam o terceiro lugar e as extremidades inferiores o quarto. Em contrapartida, nas mulheres, esta ordem é completamente inversa. D. Eowe et al. demonstraram uma maior incidência de cancro basocelular no lábio superior nas mulheres do que nos homens (3,5:1), tendo esta relação aumentado significativamente (16:1) entre os 30 e os 39 anos.

Estudos realizados na Austrália sugerem que, após um período de tempo, pode haver uma mudança na distribuição do cancro basocelular por localização, com os tumores do tronco a tornarem-se mais comuns do que os tumores da cabeça e do pescoço. Estas alterações são secundárias aos hábitos dos indivíduos que têm uma maior exposição do corpo à luz solar.

Nos doentes com cancro basocelular localizado na região da cabeça, a forma nodular (tumoral) exofítica da doença foi significativamente predominante (67,3%); no tronco e nas extremidades, as formas tumoral (37%), ulcerada (34%) e superficial (29%) foram diagnosticadas com igual frequência.

As manifestações clínicas do cancro basocelular são diversas e vários autores propuseram a distinção de todas as suas formas. Entre as formas mais frequentemente descritas encontram-se o **cancro superficial, nodular, pigmentado, escleroderma-like, infiltrativo e o fibroepitelioma de Pinkus**.

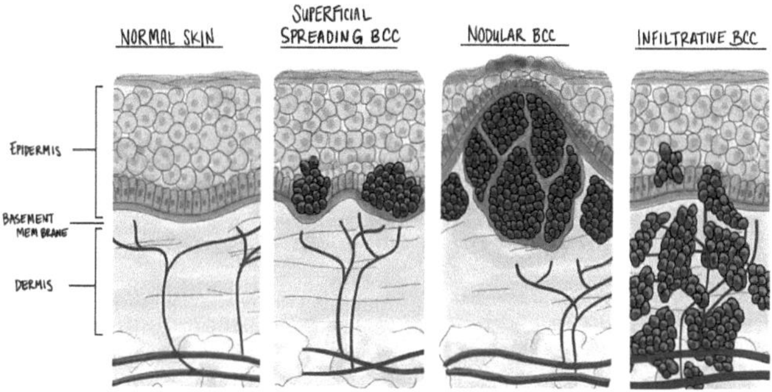

Wenke e J. Sugar propõem a distinção de **três formas principais**: nodular, ulcerativa e superficial. Tendo estudado as peculiaridades do desenvolvimento clínico evolutivo do processo tumoral, pode admitir-se que as principais formas clínicas são o cancro basocelular nodular, superficial, do tipo esclerodermia e o fibroepitelioma de Pinkus.

As variedades da **forma nodular** incluem a micro-nodular, ulcerada, pigmentada, quística, conglobada e infiltrativa. As variedades de cancro basocelular **superficial** incluem a forma pigmentada, auto-esfregante e, muito raramente, ulcerada. Uma variedade de **forma semelhante à esclerodermia** é o carcinoma basocelular cicatricial-atrófico e ulcerativo. Consequentemente, a **forma pigmentada** do cancro basocelular pode ser considerada uma variante da forma nodular ou superficial e, por isso, não deve ser considerada uma forma independente.

Todos os outros tipos, no entanto, representam variantes evolutivas das quatro formas principais. Tendo isto em conta, a classificação clínica do cancro basocelular pode ser apresentada da seguinte forma

Carcinoma basocelular nodular

O carcinoma basocelular nodular (CBN) é a forma mais comum de carcinoma basocelular (CBC), representando **60-75% de todos os casos**. Caracteriza-se pela formação de um nódulo redondo ceroso, translúcido e difícil de tocar, com um diâmetro de 2-5 mm, com a cor da pele inalterada. Ao longo de vários anos, o tumor sofre um crescimento periférico, adquirindo uma forma plana e atingindo um diâmetro de 1-2 cm. A superfície deste nódulo é lisa, com uma placa translúcida ou nacarada de tamanho variável. Podem também ser observados capilares sanguíneos dilatados (telangiectasia).

A fusão de vários elementos nodulares pode resultar na formação de um foco tumoral em forma de festão com um bordo em forma de rolo e uma superfície irregular (tipo conglobado de cancro basocelular). A parte central do nódulo é frequentemente ulcerada e coberta por uma crosta hemorrágica, que pode resultar em hemorragias pontuais. Em caso de rejeição violenta, a crosta volta a crescer, mascarando o defeito ulcerativo (**cancro basocelular de tipo ulcerativo**).

Em alguns casos, a ulceração torna-se mais significativa, adquirindo uma forma em funil, e forma-se um processo do tipo ulcus rodens com um denso infiltrado inflamatório à volta da periferia com até 0,5-1 cm de largura (**tipo infiltrativo de cancro basocelular**).

O carcinoma basocelular infiltrativo ulcerativo pode destruir significativamente o tecido, especialmente no caso da sua localização perto de aberturas naturais (nariz, aurículas, olhos) - carcinoma basocelular penetrante.

Quando localizado **na cabeça**, o cancro ulcerativo infiltrativo das células basais pode atingir **dimensões gigantescas**. Estes tipos de cancro basocelular ulcerativo são **difíceis de distinguir do cancro metatípico e do cancro de células escamosas**, são pouco curáveis, persistentemente recorrentes e podem metastizar.

Os tumores nodulares podem conter melanina, o que confere à massa uma cor castanha, azul ou preta (**cancro basocelular pigmentado**). O tumor pode ser completamente pigmentado ou apenas parcialmente. **Nestes casos, é necessário diferenciá-lo do melanoma**.

No entanto, um exame cuidadoso revela normalmente o bordo perolado e elevado caraterístico do cancro basocelular. Algumas variantes nodulares do cancro basocelular podem conter um **componente quístico. Estes tumores têm o aspeto de um quisto liso e arredondado sob uma pele inalterada ou azul-acinzentada.** Quando adequadamente localizados, podem ser confundidos com um hidradenoma. Embora os doentes apresentem tipicamente carcinomas basocelulares micro-nodulares numa fase inicial, é frequente apresentarem massas extensas aos seus médicos.

Carcinoma basocelular superficial

O carcinoma basocelular superficial é a forma **menos agressiva** de carcinoma basocelular da pele. Caracteriza-se por uma lesão única (raramente múltipla) arredondada e rosada, em forma de placa, com um diâmetro de 1 a vários centímetros, na superfície da qual se manifestam de forma variável descamação, pequenas crostas, áreas de hiper e hipopigmentação e atrofia. Em conjunto, estas caraterísticas apresentam um quadro clínico semelhante ao eczema, micose e psoríase.

Uma **caraterística distintiva** do carcinoma basocelular superficial é o seu **bordo filamentoso não saliente**, que é composto por **nódulos pequenos, brilhantes, esbranquiçados e translúcidos**. Em alguns casos, o tumor pode estar infetado à superfície, o que pode complicar o diagnóstico diferencial.

O carcinoma basocelular superficial localiza-se normalmente no **tronco e nas extremidades**, em áreas de exposição solar moderada, sendo **menos frequente a sua ocorrência na face**. Esta forma de carcinoma basocelular é responsável por **10% de todos os casos**. Esta forma de carcinoma basocelular é caracterizada por um padrão de crescimento lento e perene.

As várias formas de cancro basocelular superficial incluem: **cancro basocelular pigmentado**, caracterizado por uma coloração castanha do foco; **cancro basocelular auto-esfregante de Little**, caracterizado por um crescimento centrífugo pronunciado com a formação de um foco de atrofia na zona central do tumor no lugar de nódulos erosivos espontaneamente cicatrizados, na periferia dos quais continua a formação e o crescimento de novas áreas erosivas.

Em **raros casos**, nas **fases avançadas** do seu desenvolvimento, é possível a infiltração, a ulceração do nidus e a formação de grandes nódulos, o que pode resultar na transformação do cancro basocelular superficial em variedades mais agressivas.

Cancro de células basais semelhante à esclerodermia

O cancro basocelular do tipo esclerodermia (syn: morfeia-like, esclerosante, desmoplásico) é uma forma **rara** e **agressiva** de cancro basocelular. Caracteriza-se pela formação de uma placa dura infiltrativa com uma superfície cerosa amarelada e telangiectasias que se assemelham à esclerodermia em placa. O cancro basocelular do tipo esclerodermia representa **2% de todas as formas de cancro basocelular** e não tem predileção por uma localização específica.

Este tipo de carcinoma basocelular distingue-se pelo **crescimento endofítico primário**, pelo qual um nidus inicialmente plano e ligeiramente elevado pode subsequentemente tornar-se deprimido, semelhante a uma cicatriz rugosa. O tumor é aderente aos tecidos subjacentes, com bordos indistintos. Normalmente, estende-se para além do limite clinicamente visível para a pele circundante.

Em **fases avançadas**, o tumor pode apresentar ulceração, que é uma caraterística da variedade ulcerada. As caraterísticas clínicas deste cancro basocelular semelhante à esclerodermia devem-se ao desenvolvimento dominante de estroma fibroso, entre o qual as estruturas basais são apenas fios finos e imersos. À medida que a doença progride, pode desenvolver-se uma zona de atrofia na região central de algumas placas, enquanto na área periférica podem ser observados pequenos nódulos tumorais. Esta é uma forma de carcinoma basocelular atrófico cicatricial.

Fibroepitelioma do píncaro

O fibroepitelioma de Pincus é uma **forma rara de carcinoma basocelular** caracterizada por um estroma hiperplásico, inchado, rico em mucóides, com finos filamentos anastomosados de células basalóides.

Na prática clínica, alguns autores propuseram que fosse considerado um tipo de carcinoma basocelular nodular, menos frequentemente nodular cístico. O fibroepitelioma é tipicamente um nódulo solitário, plano, moderadamente denso, liso, de cor de pele normal ou ligeiramente eritematosa, semelhante a um dermatofibroma ou a uma placa de queratose seborreica. Localiza-se tipicamente **no tronco**, particularmente na zona lombossacra, embora também possa ocorrer nas extremidades, como as coxas e as plantas dos pés. Pode estar associada a **queratose seborreica** ou a **carcinoma basocelular superficial**.

Carcinoma basoescamoso

O carcinoma basoescamoso é uma neoplasia maligna que inclui uma combinação de carcinomas basais e de células escamosas. O tumor é constituído por células epiteliais escamosas com citoplasma eosinofílico abundante, pequenas células basais homogéneas e pequenas células intermédias com citoplasma claro. Distingue-se por um polimorfismo nuclear mais pronunciado e por um crescimento infiltrativo.

Anteriormente, o tumor era descrito sob o nome de "carcinoma basocelular metatípico" e era considerado uma forma nosológica independente de cancro da pele. No entanto, na **segunda edição da Classificação Histológica dos Tumores da Pele da OMS (1998),** foi incluído no grupo do carcinoma basocelular.

A evolução do carcinoma basocelular é **crónica**, com **um crescimento lento** do **tumor e raramente com metástases**. No entanto, em casos graves, o tumor pode resultar numa destruição significativa dos tecidos, incluindo os da cartilagem e do osso, e pode também apresentar uma evolução clínica agressiva.

A forma **mais agressiva** de carcinoma basocelular é o carcinoma basocelular **infiltrativo ulcerativo** e do **tipo escleroderma**. Os carcinomas basocelulares **nodulares** e **superficiais não ulcerosos** são formas **menos agressivas** da doença.

Em geral, o cancro basocelular tem maior probabilidade de recidiva do que de metastização. A **taxa de recorrência** do cancro basocelular após tratamento cirúrgico apresenta uma grande variação, **de 2 a 41%**. **A cirurgia micrográfica** é um método mais eficaz, com uma **taxa de cura de 96-98%** para o cancro basocelular **primário** e **de 90-94%** para o cancro basocelular **recorrente**.

A raridade das metástases no carcinoma basocelular é atribuída à sua dependência do estroma. Na ausência de estroma, o crescimento das células tumorais é inibido. Adicionalmente, o fator de crescimento derivado das plaquetas (PDGF) está implicado neste processo. Na altura em que as metástases se desenvolvem, a duração média do cancro basocelular é de aproximadamente nove anos, durante os quais o tumor recidiva em várias ocasiões após o tratamento.

No caso de desenvolvimento de metástases, a esperança média de vida dos doentes é de aproximadamente oito meses. Não foram observadas quaisquer caraterísticas sugestivas de possíveis metástases. Nem a localização do tumor primário, nem o subtipo histológico, nem o estado imunitário do doente, nem a presença de múltiplos carcinomas basocelulares na síndrome das células basais não ovóides predispõem ao desenvolvimento de metástases. Não é invulgar que os tumores sejam grandes na altura em que ocorrem. No entanto, este não é um fenómeno universal.

Tratamento

A **seleção de um método de tratamento do carcinoma basocelular** depende frequentemente das caraterísticas do tumor, incluindo a sua natureza primária ou recorrente, as caraterísticas clínicas e morfológicas, o número de focos e a sua localização, o tamanho do tumor e a profundidade da invasão, a idade do doente e a presença de doenças concomitantes.

Para além da **remoção cirúrgica**, são utilizadas várias outras modalidades terapêuticas no tratamento do carcinoma basocelular, **incluindo a radioterapia de proximidade, a criodestruição, a laserterapia, a fotoquimioterapia, a eletrocoagulação e a curetagem, a quimioterapia, a imunoterapia e a terapia complexa**.

A radioterapia de foco fechado é um tratamento comumente empregado para CBCs solitários de até 3 cm de tamanho. No entanto, a **taxa de recorrência** neste caso varia **entre 1,6 e 18%** e, quando o cancro basocelular está localizado **na face**, estima-se que **10 a 30% dos casos** recorram, particularmente em áreas anatomicamente complexas como o **pavilhão auricular** e **os lóbulos oculares**.

Neste contexto, uma combinação de excisão cirúrgica do tumor e radioterapia é uma opção potencial, embora possa resultar em defeitos cosméticos significativos.

A criodestruição é o tratamento mais comum para o carcinoma basocelular, com uma **taxa de eficácia de 70-98%** em formas limitadas da doença. **A criodestruição não é utilizada nas variantes** do carcinoma basocelular do **tipo morfeia ou esclerodermia** e no carcinoma basocelular do **sulco nasolabial**.

A terapia com laser do cancro basocelular demonstrou ser um tratamento eficaz e cosmeticamente satisfatório, com um impacto local mínimo no tumor, conseguido através da utilização de um laser de neodímio ou de dióxido de carbono em modo pulsado ou contínuo, respetivamente. Isto resulta na necrose por coagulação dos tecidos circundantes com limites claros. **A terapêutica com laser é utilizada principalmente para as variantes superficiais do carcinoma basocelular.** A **taxa de recorrência** do carcinoma basocelular após pulsoterapia varia **entre 1,1 e 3,8%**. Em contrapartida, a taxa de recorrência do CBC recorrente após exposição contínua varia **entre 2,8 e 6,9%**.

Uma das novas abordagens é a **terapia fotodinâmica** para o CBC, que emprega a fotossensibilização com o auxílio de fotoquimioterapia e outros agentes, seguida de radiação luminosa com um comprimento de onda de 630-670 nm. Este método de tratamento é utilizado tanto para focos superficiais como para formas nodulares ulcerativas de carcinoma basocelular, tanto solitárias como múltiplas.

Quando **a eletrocoagulação** e **a curetagem** são utilizadas como métodos independentes, a **recorrência** do carcinoma basocelular é observada em **10-26% dos casos**. Entre os agentes quimioterapêuticos, são utilizadas pomadas citostáticas. Uma solução a 5% de 5-fluorouracil, uma solução a 5-10% de fluorofur e uma solução a 30-50% de propidina são tipicamente administradas durante um período de 2-4 semanas, sendo a maioria dos doentes idosos. Este tratamento é utilizado no caso de múltiplas variantes superficiais do cancro basocelular.

Um **método complexo** de tratamento do cancro basocelular, que inclui a administração de propidina por via parentérica e a subsequente criodestruição do tumor, é utilizado em casos de múltiplas variantes de cancro basocelular, de tumores de grandes dimensões e de formas ulcerativas.

No **tratamento de múltiplos CBC**, é utilizada a terapia laser do cancro basocelular (laser de árgon) em combinação com **imunocorretores** (tactivina, nucleinato de sódio).

A **prevenção primária** e **secundária** do carcinoma basocelular (CBC) é uma área de investigação crucial. A implementação do programa diferenciado de vigilância ativa do dispensário por nós desenvolvido permitiu-nos clarificar as abordagens de prevenção do cancro basocelular e identificar os princípios da prevenção primária e secundária.

Na nossa opinião, a prevenção primária do cancro basocelular engloba a deteção ativa do tumor de acordo com a doutrina dos factores de risco; a formação de grupos de alto risco e a identificação dos factores de risco; o trabalho organizacional e metodológico entre os médicos de clínica geral sobre o diagnóstico precoce das doenças oncológicas da pele; e o trabalho sanitário e educativo entre os doentes.

Na constituição de grupos de alto risco oncológico de cancro basocelular, é necessário ter em conta as particularidades dos estudos epidemiológicos e imunogenéticos, o que permite reduzir o número de doentes que necessitam de uma vigilância oncológica acrescida. Recomenda-se a estes grupos que limitem a sua exposição à luz solar e a utilização de agentes fotoprotectores, bem como o tratamento obrigatório das dermatoses pré-cancerosas.

Prevenção secundária do cancro basocelular

No contexto da **prevenção secundária do cancro basocelular**, incluímos o tratamento radical do tumor primário; a deteção precoce e o tratamento da recorrência; e a prevenção da recorrência do cancro de pele múltiplo e recorrente. Para prevenir as recidivas de cancro de pele múltiplo, a utilização de terapia imunocorrectiva e de retinóides é considerada promissora.

Estudos sobre o estado imunitário de doentes com múltiplos carcinomas basocelulares (CBC), ou formas multicêntricas de CBC, confirmaram o potencial desta abordagem. A nossa experiência de aplicação sistémica e tópica de retinoide, bem como os dados da literatura, sugerem que esta direção é eficaz. Em primeiro lugar, trata-se de formas primárias-múltiplas de cancro das células basais.

Recomenda-se a aplicação de doses baixas de tigason (neotigason) numa dose de 10 mg por dia, duas vezes por semana, durante um período de três meses por ano. A aplicação tópica de retinoide 0,25-0,5% em áreas de tumores excisados ou com sinais precoces de recidiva tem demonstrado prevenir a sua ocorrência. No entanto, consideramos que estas medidas são essenciais para a prevenção secundária abrangente de formas primárias e múltiplas de cancro da pele de células basais.

Carcinoma de células escamosas

Squamous-cell carcinoma

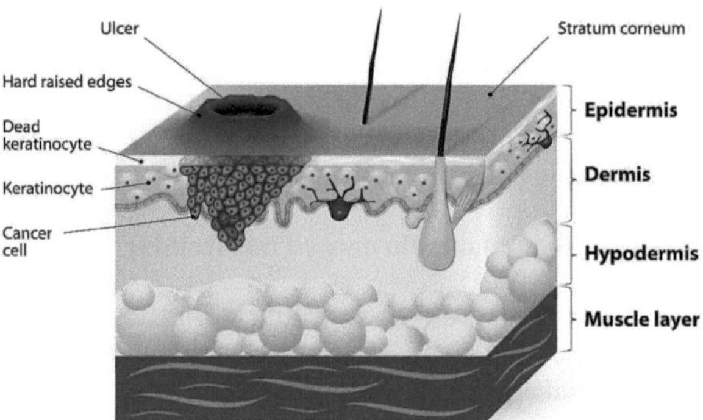

O carcinoma de células escamosas da pele é menos prevalente do que o carcinoma basocelular, embora ambos partilhem numerosas caraterísticas. O carcinoma de células escamosas é causado pela exposição à radiação solar ou aos raios X e pela exposição prolongada a compostos de arsénico e a agentes cancerígenos industriais.

No início do século XX, o carcinoma espinocelular multifocal era um tumor comum entre os radiologistas. Posteriormente, quando a etiologia foi elucidada e foram desenvolvidas técnicas de dosimetria sensíveis, a situação ficou sob controlo. O tumor foi histologicamente caracterizado como uma típica lesão de pele de células escamosas queratinizantes.

Com base nos achados histológicos, é possível prever o risco de disseminação local do tumor. Para os tumores menos diferenciados, o risco de disseminação parece ser mais elevado. Tal como o carcinoma basocelular, o tumor desenvolve-se predominantemente em áreas da pele expostas à luz solar. **Estas são a pele do pescoço e da cabeça, especialmente na zona do nariz, nas têmporas e nos bordos das orelhas, e à volta dos lábios**.

O tumor localiza-se **normalmente** nos **lados e** na parte **de trás do pescoço, nas costas das mãos e nos antebraços**. Pode apresentar-se como uma ulceração escamosa coberta de crostas ou como uma lesão exofítica de natureza nodular, que pode crescer rapidamente se não for tratada.

A **localização do tumor é um fator importante para o diagnóstico**, uma vez que o carcinoma de células escamosas, embora normalmente se desenvolva na pele do rosto, é mais caracterizado pela sua localização noutras áreas da pele do que os tumores de células basais. O carcinoma de células escamosas também se caracteriza por um **desenvolvimento rápido**. Na maioria dos casos, os tumores de pele que surgem nas mãos e no antebraço são carcinoma de células escamosas.

No exame microscópico, o carcinoma espinocelular pode ser difícil de distinguir do queratoacantoma, uma doença de pele que é geralmente de natureza benigna. Nesta doença, forma-se uma pápula na face ou no pescoço, composta por várias partes e atingindo frequentemente um tamanho grande. A parte central ulcerada da pápula é coberta por uma camada córnea.

Atualmente, a prevalência do carcinoma espinocelular tem vindo a diminuir. Este facto deve-se à utilização de equipamentos de feixe de alta energia e à aplicação circunscrita da radioterapia para doenças benignas da pele e artrite. Isto também se aplica aos casos de carcinoma espinocelular que surgem no local de uma úlcera de queimadura crónica, também conhecida como úlcera de Marjolin.

Estes casos distinguem-se por um período prolongado de latência, que é seguido por um **crescimento rápido** e **agressivo do tumor**, acompanhado de **metástases para os pulmões e outros órgãos**. Um tipo semelhante de carcinoma de células escamosas pode também desenvolver-se em tractos sinusais na osteomielite crónica e noutras infecções crónicas, bem como em locais de displasia ou cicatrizes em doenças crónicas da pele, como o lúpus eritematoso comum ou sistémico.

O carcinoma de células escamosas desenvolve-se em locais de contacto entre a pele e as membranas mucosas, como o ânus e a vulva.

Nestes casos, o tumor é tão agressivo como o que resulta de lesões cutâneas provocadas por radiação, no local das manchas da doença de Bowen ou do carcinoma in situ. O carcinoma das glândulas sudoríparas é um tumor raro com um prognóstico imprevisível. Estes tumores são mais frequentemente observados na fossa axilar e na região anogenital. São distintos dos tumores das glândulas sebáceas, que também são muito raros. Em conclusão, o carcinoma de células escamosas é frequentemente observado na área de manchas despigmentadas do vitiligo, uma condição que é particularmente prevalente na população negroide.

O carcinoma de células escamosas do lábio

A maioria dos carcinomas de células escamosas faciais localiza-se no **lábio inferior**, que está mais exposto à luz solar. O carcinoma de células escamosas do lábio inferior é **mais prevalente nos homens do que nas mulheres** (40:1), com antecedentes de **lesões pré-cancerosas**, incluindo leucoplasia do fumador, queilite actínica pré-cancerosa, queilite pré-cancerosa abrasiva, focos de lúpus eritematoso discoide, e pode estar relacionado com a profissão (por exemplo, sopradores de vidro).

O desenvolvimento do cancro inicia-se com o aparecimento de escamas, sob as quais se pode identificar, numa fase inicial, um espessamento que, posteriormente, se torna percetível para o doente. Em alguns casos, o tumor apresenta-se como uma **pequena erosão com uma base firme ou como uma úlcera inicial indolor** sem crescimento exofítico.

Em alternativa, pode desenvolver-se um nódulo firme, que posteriormente sofre necrose. Nas fases iniciais de desenvolvimento, o tumor apresenta um crescimento horizontal e depois vertical. No contexto da queilite actínica erosiva, o cancro pode desenvolver-se até um tamanho considerável, com vários centímetros de extensão e um componente tumoral nodular. Neste caso, o lábio fica espessado devido ao crescimento do tumor na sua profundidade e o canto da boca pode ser deslocado pela massa tumoral devido a metástases para os gânglios linfáticos regionais.

Subsequentemente, desenvolvem-se metástases à distância. O **diagnóstico diferencial** do cancro de células escamosas do lábio inclui o queratoacantoma, a leucoplasia verrucosa, a verruga vulgar, o cancro duro e a papilomatose oral em flor. Em termos de diagnóstico diferencial, é de notar que **o carcinoma basocelular afecta os lábios apenas secundariamente**. Em todos os casos em que se suspeite de cancro de células escamosas do lábio inferior, **deve ser efectuada** uma **biopsia**.

Vários factores, incluindo condições cutâneas adquiridas e hereditárias, influenciam a suscetibilidade ao **cancro de células escamosas (CEC)**. É frequente que uma combinação de vários desses factores actue de forma concertada para induzir o CEC. Para ilustrar, uma área da pele pode ser sujeita tanto a radiação ultravioleta como a outro carcinogéneo ambiental.

1. **A formação de precursores.** A maioria dos casos de cancro de células escamosas (CEC) tem origem em neoplasias precursoras, como a queratose actínica (QA) ou a doença de Bowen.

2. **Exposição à radiação ultravioleta.** A radiação ultravioleta é considerada um fator de risco significativo para o desenvolvimento do cancro de células escamosas (CEC). A relação linear entre a incidência de CEC e a exposição à radiação UV é de particular importância. Foi relatado que a incidência do CEC duplica a cada 8°-10° de latitude geográfica, com a incidência mais elevada a ocorrer no equador.

3. **Radiação ionizante.** Existe uma forte associação entre o CEC e a exposição a radiações ionizantes. Num estudo, a correlação entre o CEC e a radioterapia foi observada apenas em doentes com **pele facilmente queimada pelo sol**.

4. **Carcinogéneos no ambiente.** Foram identificados vários carcinogéneos profissionais e ambientais, incluindo **o arsénio e os hidrocarbonetos aromáticos**, como potenciais factores de risco para o desenvolvimento do CEC. A maioria dos carcinogéneos químicos (com exceção do 3-metilcolantreno e da antramina) contribui mais para a formação do CEC do que do CBC.

Além disso, a exposição a insecticidas e herbicidas tem sido associada ao desenvolvimento do CEC. Além disso, existe uma forte correlação entre **o tabagismo e o consumo de álcool** e a incidência de CEC oral.

5. **Imunossupressão.** A imunossupressão crónica pode resultar no desenvolvimento de CEC, particularmente em áreas expostas ao sol. Em doentes que foram submetidos a transplante renal, foi registado um aumento de 18 vezes na incidência de CEC. Observou-se que as neoplasias malignas deste tipo se desenvolveram 3-7 anos após o início da terapêutica imunossupressora a longo prazo, mais frequentemente em conjunto com a utilização de corticosteróides, azatioprina e ciclosporina.

Como o número de doentes com esta doença continua a aumentar, a importância de desenvolver terapias eficazes para o cancro de células escamosas é cada vez mais evidente. Em doentes com **leucemia** e **linfoma**, a incidência de CEC também é elevada e a evolução da doença é menos favorável.

Embora tenham sido descritos vários tipos de cancro das células escamosas em **doentes infectados com VIH**, não há provas de que a doença viral clinicamente distinta esteja associada a um aumento da incidência de CEC. Isto pode dever-se ao facto de os doentes simplesmente não sobreviverem o tempo suficiente para desenvolver cancro.

6. **Cicatrizes e comorbilidades.** O cancro de células escamosas foi originalmente associado a **cicatrizes pós-queimadura** e **úlceras crónicas**, mas esta associação é agora rara. Além disso, embora menos comum, existe a possibilidade de desenvolver CEC em conjunto com infecções crónicas, particularmente aquelas que resultam na formação de passagens fistulosas drenantes e cicatrizes, tais como pioderma perianal, osteomielite, cromomicose, hialohifomicose, granuloma inguinal, lúpus comum e lepra.

Lesões inflamatórias crónicas, em especial as associadas a cicatrizes (por exemplo úlceras tróficas na insuficiência venosa, úlceras por mordedura de cobra, lúpus eritematoso discoide, líquen plano oral, esclerodermia focal, líquen escleroatrófico, quistos pilonidais, acne conglobante, hidradenite supurativa, doença de Hailey-Hailey, foliculite abcedada e subjacente do couro cabeludo, necrobiose lipoide). A exceção é a cicatriz pós-vacinação, que está mais frequentemente associada ao CBC do que ao CEC. O CEC pode também manifestar-se em enxertos de pele, quistos epidérmicos, quistos dentários e dermoides.

7. **Os factores térmicos.** É importante considerar o impacto dos factores térmicos no desenvolvimento do cancro da pele. A exposição prolongada a temperaturas elevadas tem sido associada a um risco acrescido de carcinoma espinocelular.

O papel do calor no desenvolvimento do cancro da pele tem sido bem documentado em numerosas culturas, onde prevalecia a prática de colocar brasas sob a roupa para manter o calor durante os meses de inverno ou de fumar ópio enquanto se reclinava em camas aquecidas. A prevalência do CEC cutâneo de células escamosas é elevada em indivíduos que estão habituados a sentar-se em frente de fogões quentes, particularmente em áreas de eritema.

8. **Infeção viral.** O papel da infeção pelo papilomavírus humano (HPV) foi estabelecido de forma fiável para alguns tipos de cancro de células escamosas (SCC). O desenvolvimento do **carcinoma verrucoso** parece estar associado a vários tipos de **papilomavírus humano** (HPV). A reação em cadeia da polimerase (PCR) da cabeça, pescoço e áreas da pele periungueal está frequentemente associada ao papilomavírus humano (HPV) tipo 16 (HPV-16).

Os doentes com **epidermodisplasia verruciforme** têm uma infeção crónica pelo HPV, mais frequentemente o tipo 5. Um terço destes doentes acaba por desenvolver cancro da pele de células escamosas. Recentemente, verificou-se que **o poliomavírus de células de Merkel**, originalmente identificado no **carcinoma de células de Merkel**, está presente em cerca de 15% dos casos de CEC cutâneo em doentes imunocompetentes.

9. **Genodermatoses.** Sabe-se que várias doenças hereditárias predispõem ao desenvolvimento do CEC. Os doentes com **albinismo oculocutâneo** têm um risco acrescido de desenvolver carcinoma

espinocelular numa idade precoce, com uma prevalência mais elevada do que a observada em doentes com CBC.

O xeroderma pigmentoso, que é causado por uma reparação deficiente do ADN, também é caracterizado por um início precoce do CEC. Há relatos do desenvolvimento de CEC na poroqueratose, incluindo a poroqueratose actínica superficial disseminada, Mibelli e formas disseminadas palmares e plantares de poroqueratose, bem como na disqueratose oral congénita.

Mecanismos moleculares do desenvolvimento do cancro de células escamosas

Na maioria dos casos, o desenvolvimento do cancro de células escamosas a partir de queratinócitos normais é iniciado por mutações do ADN celular e instabilidade genómica. Estas perturbações na expressão genética resultam numa perda de controlo do crescimento, na penetração da membrana basal e, por fim, na invasão dos tecidos circundantes. À medida que as células se transformam em CEC, tornam-se resistentes à apoptose (morte celular programada) e aos ataques imunitários.

1. Alterações genéticas

A maioria dos estudos que investigaram as alterações genéticas no cancro de células escamosas foi realizada no **CEC oral, da cabeça e do pescoço**. As deleções cromossómicas são tipicamente observadas nos cromossomas 3, 9, 11 e 17. Nos casos de supressão do crescimento tumoral, são afectados os loci 9p21 e 17p13, que contêm **os genes** supressores de tumor **INK4A e p53**, respetivamente. Foram identificadas anomalias genéticas semelhantes num estudo com doentes mais jovens. A medida em que estes marcadores genéticos podem servir como sinais prognósticos úteis ainda não é clara.

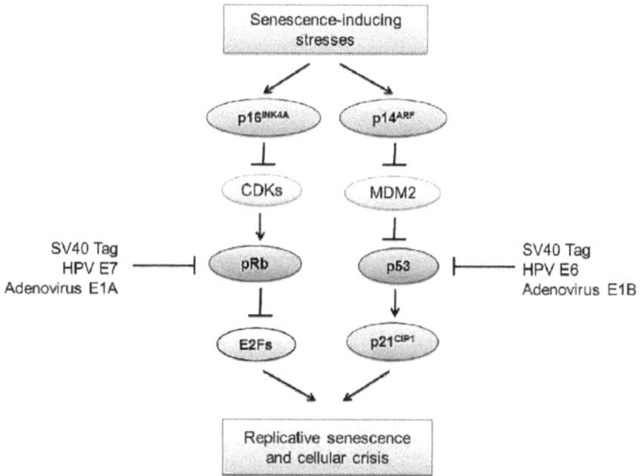

2. O papel do p53 na defesa contra o cancro da pele

O papel do p53, da ciclina D1, da transcriptase reversa da telomerase humana, do p16 e da trombospondina 1 foi confirmado no processo de carcinogénese em várias etapas nos seres humanos. A apoptose dos queratinócitos ou das células de queimaduras em que ocorreram danos no ADN devido à exposição aos raios UV promove a atividade do supressor de crescimento celular p53 e representa um mecanismo de defesa fundamental contra o cancro da pele. Isto é conseguido através da morte de células pré-cancerosas mutantes.

Nos queratinócitos, **a radiação UV aumenta a atividade do gene p53**, que atrasa o ciclo celular até que o ADN danificado seja reparado ou desencadeia a destruição das células por apoptose. A perturbação da função do p53 pode interromper este mecanismo de defesa mediado pela apoptose, dando às células danificadas pelos raios UV uma oportunidade selectiva de se submeterem a ciclos adicionais de exposição aos raios UV. A disfunção adicional do p53 e de outros genes através de mutações adicionais induzidas pelos raios UV pode levar a uma resistência ainda maior à apoptose, ao aumento da proliferação e, em última análise, ao desenvolvimento de CEC. **A maior suscetibilidade dos ratinhos deficientes em p53 ao CEC induzido por UV realça o papel protetor do p53.**

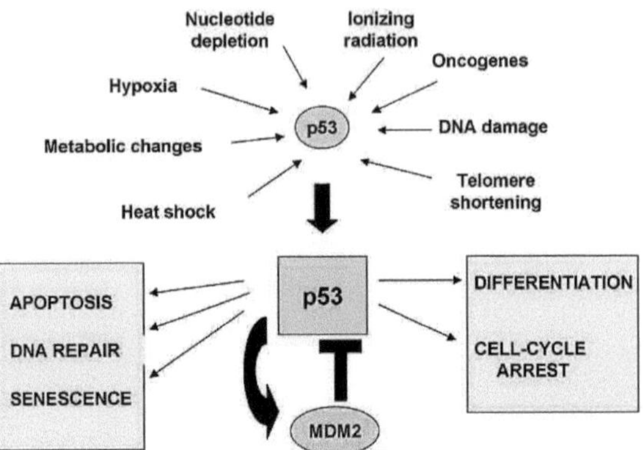

3. Outros reguladores da apoptose no cancro de pele de células escamosas

Para além da **desregulação da p53**, foi descrita a disfunção de outras proteínas reguladoras da apoptose no CEC. Num estudo sobre o CEC vulvar, a expressão do inibidor da apoptose Bcl-2 correlacionou-se com a ocorrência de metástases. Do mesmo modo, no CEC esofágico, a expressão do inibidor da apoptose Bcl-XL correlacionou-se com a invasão e a metástase do tumor. No CEC da língua, verificou-se que um índice apoptótico baixo e uma expressão reduzida da proteína X associada ao Bcl-2 pró-apoptótico estavam correlacionados com um mau prognóstico.

Em contrapartida, a baixa expressão de Bp1-2 foi associada a um prognóstico clínico favorável. Além disso, verificou-se que a expressão do **athanogene 1 associado ao Bcl-2** anti-apoptótico (BAG-1) estava associada a **metástases nos gânglios linfáticos** no CEC oral.

4. A evasão dos mecanismos de vigilância imunológica

Finalmente, foi demonstrado que a fuga aos mecanismos de vigilância imunológica é um fator de desenvolvimento desta doença. Na década de 1970, **Kripke e colegas** demonstraram a importância da imunossupressão no CEC induzido por UV, utilizando ratinhos como modelo.

Descobriram que, embora o CEC induzido por UV fosse rapidamente rejeitado quando transplantado para ratinhos receptores geneticamente idênticos, o enxerto tumoral crescia rapidamente e a rejeição não ocorria se o animal recetor fosse primeiro exposto a uma dose subcarcinogénica de radiação UV. Estas experiências demonstraram que a radiação UV não só induz o CEC como também reduz a atividade das respostas imunitárias protectoras contra antigénios tumorais estranhos.

Clínica e sinais de carcinoma de células escamosas da pele e das mucosas

Na maioria dos **indivíduos caucasianos**, o cancro de pele de células escamosas desenvolve-se em áreas do corpo expostas ao sol, incluindo **a cabeça, o pescoço e as costas das mãos**. Observa-se que o CEC nas pernas é mais frequente nas mulheres.

Em contraste, na **raça negroide**, a doença afecta de forma semelhante as áreas do corpo expostas e protegidas do sol. Nos casos típicos, o CEC apresenta-se como massas isoladas e solitárias e desenvolve-se a partir de massas progenitoras.

Desenvolvimento do cancro da pele de células escamosas a partir de massas progenitoras

A queratose actínica (QA) manifesta-se frequentemente como erupções cutâneas múltiplas de tamanhos variados, desde um ponto a 2 cm ou mais. Os limites das massas são normalmente mal definidos. **A natureza áspera e abrasiva da sua superfície deve-se à presença de escamas secas e fortemente aderentes**.

Em contraste, as erupções cutâneas na **doença de Bowen** são **tipicamente pápulas ou placas únicas, claramente demarcadas e escamosas**. Na fase inicial, são frequentemente diagnosticadas erradamente como eczema, psoríase ou neurodermatite limitada. É de salientar que estas condições são frequentemente acompanhadas de comichão, enquanto que **a doença de Bowen geralmente não provoca comichão**.

Em áreas não expostas à luz solar, a doença de Bowen pode não se manifestar como eczema. Por exemplo, a erupção cutânea pode tornar-se verrucosa na zona anogenital, no leito ungueal ou nas pálpebras, ou podem desenvolver-se manchas escuras ou placas eritematosas nas zonas intertriginosas. Estas **massas precursoras** são **tipicamente assintomáticas**, e o aparecimento de **dor, endurecimento, erosão, aumento da descamação ou aumento do tamanho** pode ser indicativo da evolução da doença para CEC.

Nos casos típicos, os doentes com múltiplas QAs queixam-se de que um elemento da erupção cutânea começa a destacar-se gradualmente dos outros ou apresenta **manchas solitárias, persistentes, não pruriginosas e escamosas que não respondem à terapêutica tópica com esteróides.**

Morfologia do carcinoma de células escamosas

Nesta doença, as pápulas ou placas queratóticas densas, cor de carne ou eritematosas são típicas, embora as erupções no CEC possam também ser pigmentadas. Outras formas morfológicas do cancro de células escamosas incluem erupções ulceradas, nódulos lisos e queratomas córneos espessos.

O cancro da pele de células escamosas pode também manifestar-se como uma **erupção cutânea verrucosa ou abcesso**, particularmente na região inguinal. Os limites dos elementos da erupção cutânea podem ser indistintos. À medida que a neoplasia cresce, a sua densidade aumenta tipicamente, acompanhada por um aumento da altura.

A progressão da invasão tumoral acaba por resultar na fixação aos tecidos subjacentes. A presença de metástases tumorais pode ser indicada pelo aumento dos **gânglios linfáticos regionais, que se tornam duros e inelásticos. Este facto é particularmente notório na região da cabeça e do pescoço.**

O cancro de células escamosas da pele é uma doença que resulta do desenvolvimento de **carcinoma de células escamosas no local das cicatrizes**. Normalmente, ocorre **décadas após o trauma inicial,** manifestando-se como uma área focal de destruição da pele com erosão persistente.

O cancro é mais frequentemente observado nas **extremidades inferiores** em áreas de úlceras tróficas crónicas piogénicas ou de insuficiência venosa. As formações nodulares formadas gradualmente são muitas vezes difíceis de detetar devido à sua localização sob tecido cicatricial espesso. No desenvolvimento de cancro de células escamosas em passagens fistulosas crónicas, as formações nodulares podem não ser evidentes. Por conseguinte, o **aumento da dor, o aumento do corrimento da ferida ou a hemorragia** devem suscitar uma vigilância adequada e exigir um exame mais aprofundado.

Cancro de células escamosas metastático

O carcinoma espinocelular metastático da pele pode ter várias manifestações clínicas. A presença de um gânglio linfático palpável na vizinhança de um CEC previamente tratado pode ser indicativa da doença. Em alternativa, a doença pode manifestar-se como grandes pápulas ou nódulos queratóticos que se assemelham ao tumor primário. **O cancro da pele de células escamosas metastático pode ser o sintoma inicial de uma doença maligna interna. Apresenta-se tipicamente como grupos de pápulas duras, cor-de-rosa ou vermelhas que podem ter um centro queratótico.**

A classificação do cancro de células escamosas

A tipologia histológica do carcinoma de células escamosas baseia-se no **grau de diferenciação celular**. Os tumores altamente diferenciados são compostos por células que se assemelham muito aos queratinócitos maduros, apresentam pontes intracelulares e são capazes de produzir queratina. Em contraste, os tumores pouco diferenciados são caracterizados por células atípicas sem pontes intracelulares e com pouca ou nenhuma queratina. Outra caraterística distintiva dos tumores pouco diferenciados é a fronteira menos distinta entre as células malignas e o estroma inalterado adjacente.

Em 1932, **Broders propôs um** sistema **de classificação formalizado** baseado no grau de diferenciação dos queratinócitos, que ainda hoje é utilizado. Os tumores são classificados numa escala de grau 1 a 4, com proporções crescentes de células indiferenciadas. Para além do grau de diferenciação, a profundidade da invasão, a espessura do tumor e o envolvimento dos folículos pilosos também devem ser indicados. Existem numerosos subtipos histológicos de cancro de células escamosas.

No **CEC adenoideu**, o exame microscópico revela a presença de estruturas tubulares e acantólise dos queratinócitos.

No **CEC celular luminal**, os queratinócitos parecem estar livres de edema citoplasmático e vacúolos lipídicos.

O CEC de células fusiformes é caracterizado pela presença de células atípicas fusiformes. O carcinoma espinocelular de células fusiformes é uma variante rara caracterizada por anéis concêntricos compostos por queratina e grandes vacúolos que surgem de um retículo endoplasmático altamente expandido.

Diagnóstico do cancro de células escamosas e sua diferenciação

O diagnóstico do cancro das células escamosas é sempre estabelecido através de uma biopsia da pele. É necessária uma biopsia para qualquer massa persistente, que aumente de tamanho ou que não cicatrize, especialmente numa área da pele exposta ao sol. É importante que a biopsia seja efectuada a uma profundidade suficiente para que o CEC invasivo possa ser distinguido do cancro in situ.

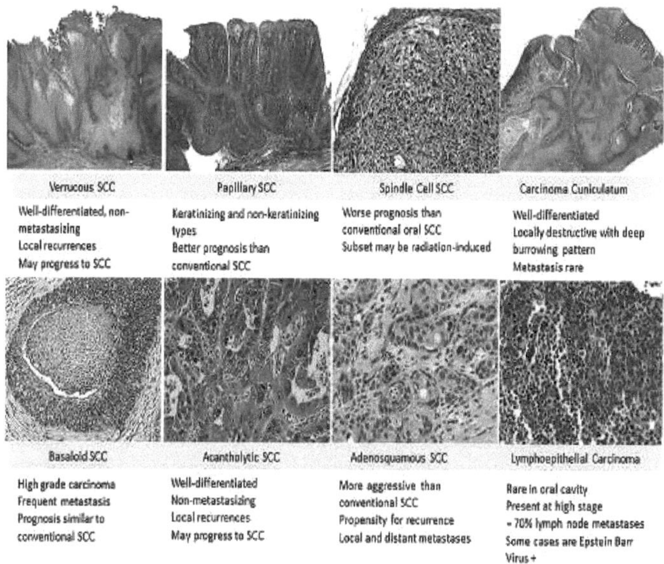

No caso de uma **massa plana ou ligeiramente elevada** (menos de 1 mm), pode ser utilizada uma técnica de biopsia superficial com lâmina de barbear para minimizar o tamanho da ferida e a formação de cicatrizes. Em contrapartida, no caso de massas que se elevam acima da pele, deve ser efectuada uma biópsia por punção ou uma excisão profunda com lâmina de barbear para garantir que a amostra é colhida a uma profundidade suficiente. O diagnóstico do queratoacantoma baseia-se principalmente na estrutura geral do tumor. Por conseguinte, recomenda-se **a** realização **de uma biopsia excisional ou de uma biopsia incisional** com excisão elíptica. A excisão tangencial até às camadas dérmicas profundas também é um método adequado.

O diagnóstico diferencial do carcinoma de células escamosas

O diagnóstico diferencial do cancro de células escamosas é um processo moroso, mas **pode ser facilitado pelo exame morfológico**. No caso de estarem presentes massas verrucosas ou escamosas, é imperativo excluir processos benignos, incluindo verrugas, queratose seborreica, queratose actínica, nevo melanocítico, granuloma piogénico, poroma écrino e micose profunda, como a cromomicose.

Uma condição conhecida como **"dermatose pustular erosiva do couro cabeludo"** é um **processo benigno** que é frequentemente **diagnosticado erradamente como cancro das células escamosas**. No entanto, responde bem à terapia tópica com esteróides tópicos de alta potência.

Outras doenças verrucosas malignas incluem o fibroxantoma atípico, o carcinoma basocelular, a doença de Bowen, o melanoma verrucoso, o carcinoma de células de Merkel e, evidentemente, o cancro metastático de células escamosas. **O cancro de células escamosas pigmentado pode imitar o melanoma**.

No caso de massas ulceradas, o diagnóstico diferencial inclui trauma, CBC e infeção herpética (vírus herpes simplex e varicela-zoster). Histologicamente, o **diagnóstico diferencial** do cancro de células escamosas altamente diferenciado **inclui verrugas vulgares e queratose folicular inversa**.

Além disso, o CEC pode ser emitido por **hiperplasia pseudoepiteliomatosa** reactiva **(HPE)** que se desenvolve devido a micoses, erupções cutâneas reactivas devidas a medicamentos halóides (bromodermia e iododermia) e até mesmo trauma mecânico. No entanto, nestas hiperplasias, os queratinócitos permanecem normalmente bem diferenciados, com os bordos da epiderme em proliferação a apresentarem frequentemente formas irregulares em vez do típico aspeto arredondado.

Além disso, é frequentemente observada **uma invasão leucocitária** com inclusões de queratinócitos desintegrados, bem como granulomas ou abcessos intra-epidérmicos. Alguns tipos de **carcinoma adenoideu de células escamosas** podem aparecer como **massas vasculares com glóbulos vermelhos** em espaços pseudovasculares, assemelhando-se assim a um angiossarcoma. Estes tumores não produzem antigénios do fator VIII e não se ligam à ulex aglutinina.

O carcinoma de células escamosas pode originar tumores do apêndice com diferenciação por tipo de glândula sebácea ou carcinoma de glândula sebácea. Ocasionalmente, é difícil **diferenciar o cancro de células escamosas fusiformes do fibroxantoma atípico**.

O diagnóstico diferencial do CEC pouco diferenciado inclui também o fibrossarcoma, o carcinoma de células de Merkel e o melanoma. Na maioria dos casos, a PCR pode ser distinguida destes tumores através de uma coloração especial para várias citoqueratinas.

No entanto, em casos difíceis, a microscopia eletrónica é essencial para estabelecer o diagnóstico. Na maioria dos casos, o cancro de células escamosas não se cora para marcadores de melanócitos (proteína S100, brometo de homatropina-metilo) ou de células lisas (vimentina, actina).

Recorrência e metástases do cancro da pele de células escamosas

O cancro de células escamosas (CEC), tal como o cancro de células basais (CBC), pode causar destruição local dos tecidos, mas também **tem um potencial significativo de metástases**. As metástases são geralmente definidas nos gânglios linfáticos regionais e são detectadas 1-3 anos após o diagnóstico e o tratamento. Em muitos casos, as metástases são precedidas de recidiva local na área da massa primária. **De** acordo com a literatura disponível, **a incidência de metástases no CEC varia entre 0,5 e 6%**. Os tumores que são grandes e recorrentes, ou que envolvem estruturas profundas ou nervos cutâneos, têm maior probabilidade de metastizar.

Cancro de células escamosas de alto risco

Num estudo clássico, Rowe et al. acompanharam retrospetivamente (desde 1940) todas as principais variantes de CEC para identificar factores de risco de recorrência e metástases. Em termos de tamanho, **os tumores com menos de 2 cm de diâmetro** são classificados como **de baixo risco**, com uma **taxa** global **de metástases de aproximadamente 1%**. Um estudo concluiu que a taxa de metástases aumenta **para 9,2 e 14,3%** para tumores com **diâmetros de 2-5 cm e superiores a 5 cm**, respetivamente.

No que diz respeito à profundidade e à extensão da invasão, os tumores com uma profundidade de lesão inferior a 4 mm, classificados por Clark como níveis I-III, têm um baixo potencial metastático. Em contrapartida, cerca de metade dos tumores com uma profundidade superior a 4 mm, classificados por Clark como níveis IV ou V, apresentam metástases em alguns casos.

Os tumores que envolvem tecido ósseo, nervoso ou muscular no processo tumoral estão associados a uma maior incidência de metástases. No que diz respeito à localização, **o cancro de células escamosas do pavilhão auricular** apresenta a taxa de **recorrência mais elevada (18,7%)**, enquanto **o CEC dos lábios** apresenta a taxa de **metástases mais elevada (13,7%)**, sendo que metade dos casos já se encontravam metastizados no momento do diagnóstico.

Todos os tipos de **CEC** que se desenvolvem a **partir de cicatrizes** são considerados de **alto risco**. Em algumas amostras destes doentes, a taxa de metástases pode atingir **os 40%**. Em contrapartida, **o CEC proveniente de pele actínica** caracteriza-se por um **risco** muito **menor de metástases**, com uma média de **5,2%**.

O cancro de células escamosas pouco diferenciado (LSCC (Broders grau 3 ou 4)) apresenta uma **taxa de recorrência de 28,6% e uma taxa de metástases de 32,8%**, em comparação com 13,6% e 9,2%, respetivamente, para os tumores altamente diferenciados.

O prognóstico é particularmente desfavorável para o cancro de células escamosas fusiformes. Além disso, o estado imunitário do doente é um fator crucial. Num estudo sobre o CEC metastático, verificou-se que 23% dos doentes estavam imunossuprimidos. Uma resposta inflamatória marcada é considerada um sinal de prognóstico favorável, uma vez que a ausência de um infiltrado se correlaciona com uma taxa mais elevada de recorrência e metástases.

Tratamento do carcinoma de células escamosas

A secção seguinte apresenta uma visão geral das várias abordagens terapêuticas para o tratamento do carcinoma de células escamosas. A seleção de uma modalidade terapêutica específica é influenciada principalmente por uma avaliação do risco de recorrência e de metástases, conforme discutido anteriormente.

As técnicas ablativas, como a eletrocoagulação e a curetagem, a criodestruição com azoto líquido, o laser de dióxido de carbono, a quimioterapia intrafocal e a terapia fotodinâmica, são técnicas superficiais que não permitem o controlo histológico das margens da ferida. Por conseguinte, são geralmente inadequadas para o tratamento do CEC invasivo. No entanto, uma exceção pode ser a **aplicação tópica de 5-fluorouracil** para o tratamento do cancro de células escamosas da **conjuntiva**.

Tratamento cirúrgico do cancro de pele de células escamosas

A excisão cirúrgica convencional é considerada por muitos autores como o tratamento de escolha para pequenas neoplasias primárias. **A margem recomendada para tumores de baixo risco ou CEC com uma profundidade inferior a 2 mm é de 4 mm; a cirurgia micrográfica de Mohs é recomendada para neoplasias com uma profundidade superior a 6 mm ou um diâmetro superior a 1 cm.**

Em circunstâncias específicas, em que é necessária uma cicatrização rápida e danos mínimos nos tecidos, também pode ser recomendada. Deve ser considerada para tumores na região periocular ou parotídea; tumores recorrentes ou de grandes dimensões; neoplasias com margens clinicamente indistintas; tumores em áreas onde é importante uma intervenção que poupe tecido (ponta nasal, lábios, pálpebras, orelhas, genitais); tumores profundamente infiltrados; tumores em áreas previamente tratadas com radioterapia; tumores que envolvam estruturas subjacentes (nervos, ossos, músculos); tumores em doentes imunodeprimidos; tumores em áreas associadas a uma elevada taxa de recorrência.

Além disso, o procedimento pode ser indicado para carcinomas verrucosos e CEC de alto risco, incluindo os que apresentam cicatrizes.

Radioterapia para o cancro de células escamosas

A radioterapia pode ser utilizada para o tratamento de **cancros superficiais, invasivos ou de risco intermédio** e constitui um complemento importante da cirurgia excisional para o tratamento de manifestações microscópicas residuais da doença e para a prevenção de metástases. Foi demonstrado que é particularmente eficaz no carcinoma de células escamosas do canal auditivo externo, embora possa resultar em perda de audição.

A radioterapia não deve ser utilizada para o carcinoma verrucoso associado a uma baixa incidência de transformação anaplásica. **A radioterapia** também pode ser utilizada como **tratamento adjuvante** em caso de insucesso do tratamento, desde que o material patológico removido durante a cirurgia revele um CEC perineural.

Tratamento local do carcinoma de células escamosas

Tanto **o 5-fluorouracil** como **o imiquimod tópicos** têm sido utilizados em doentes com carcinoma perineural in situ. A prática da sua utilização tem variado, mas a maioria dos regimes terapêuticos tem envolvido a aplicação do medicamento **uma ou duas vezes por dia durante 2-4 semanas (5-fluorouracil)** ou **três a cinco vezes por semana durante 2-4 meses (imiquimod)**.

Evidências recentes sugerem que a eficácia do imiquimod pode estar relacionada com o aumento da produção de interferão-U e com a função efectora das células T que se infiltram no tumor. A terapêutica tópica não é adequada em casos de doença invasiva, uma vez que a penetração do fármaco na derme seria mínima.

Recidiva após tratamento do cancro de células escamosas

Foram identificados vários factores de risco para recorrência e metástases. Rowe et al. também analisaram as respostas à terapia. Classificaram as técnicas terapêuticas de acordo com o aumento das taxas de recorrência.

As taxas de recorrência para a cirurgia micrográfica de Mohs, eletrocoagulação e curetagem, cirurgia excisional e radioterapia foram de 3,1%, 3,7%, 8,1% e 10%, respetivamente. De acordo com uma revisão dos resultados, a **taxa de cura para o CEC utilizando a cirurgia micrográfica de Mohs com um seguimento de quatro anos foi de 92%**. As taxas de recorrência inesperadamente baixas observadas com a eletrocoagulação e curetagem parecem ser uma consequência do uso criterioso destas técnicas para tratar neoplasias de baixo risco.

Da mesma forma, as taxas de recorrência da cirurgia micrográfica de Mohs e da cirurgia excisional podem ser um pouco distorcidas pelo seu uso em neoplasias de alto risco. Uma revisão sistemática de estudos sobre a utilização de terapêutica tópica para o tratamento do cancro de células escamosas in situ (com seguimento histológico durante pelo menos seis meses) revelou que as taxas de resolução para o **5-fluorouracil variaram entre 27 e 85%**, enquanto as **do imiquimod variaram entre 73 e 88%**.

A **taxa de recorrência** do **carcinoma espinocelular do lábio** após cirurgia micrográfica de Mohs foi de **2,3%**, em comparação com **10,5%** após **técnicas de tratamento alternativas**. Para o **carcinoma espinocelular da orelha**, as taxas de recorrência foram de 5,**3% e 18,7%, respetivamente**.

As taxas de cura para tumores recorrentes foram de 76,7% após a excisão cirúrgica e de 90% após a cirurgia micrográfica de Mohs. Para o CEC **de baixo risco**, a taxa de recorrência foi de **1,9% após a cirurgia micrográfica de Mohs**, em comparação com **16,5% após outros tratamentos**.

A **taxa de sobrevivência a cinco anos** para os doentes com **CEC metastático foi de 26,8%**. O prognóstico foi considerado menos favorável nos doentes com neoplasias labiais e naqueles que tinham sido submetidos a cirurgia sem radioterapia.

Vigilância e acompanhamento do cancro de células escamosas

Uma vez efectuado o diagnóstico de carcinoma espinocelular, todos os doentes devem ser considerados como tendo um risco elevado de desenvolver um novo carcinoma espinocelular, bem como um carcinoma basocelular. O seguimento subsequente deve ser efectuado a **intervalos regulares de 3-12 meses**, dependendo do risco de neoplasias previamente identificadas, do estado das massas precursoras e da adesão individual.

Em cada consulta, deve ser efectuado um exame completo da pele e da mucosa oral. Além disso, as áreas onde foram localizadasneoplasias previamente tratadas devem ser examinadas para excluir a recorrência. Finalmente, é indicado um exame dos gânglios linfáticos para excluir sinais de metástases.

Medidas preventivas para o cancro da pele de células escamosas

Nos doentes com um **risco elevado de CEC devido a cancro da pele não melanoma** ou com antecedentes de qualquer uma das condições pré-cancerosas acima referidas, é essencial um acompanhamento rigoroso. Devem ser efectuados regularmente (anual ou semestralmente) exames da pele inteira.

Fotoprotecção

O método de prevenção mais eficaz é a proteção contra a exposição solar. Foi demonstrado que a implementação de **uma fotoprotecção adequada desde uma idade precoce** pode prevenir o desenvolvimento da maioria dos cancros de células escamosas. Para tal, é necessário promover padrões de comportamento na infância, incluindo a utilização regular de protetor solar, o uso de chapéus e de vestuário fechado e evitar o sol durante as horas de máxima atividade diária.

No entanto, o significado da proteção solar na infância não anula a importância das acções de proteção na idade adulta. Existem provas que sugerem que **uma forte fotoprotecção ao longo da vida pode prevenir a formação de** lesões precursoras **do CEC**, bem como o próprio cancro.

Tratamento de massas precursoras

Pensa-se que o tratamento das massas precursoras pode reduzir a incidência do cancro de células escamosas.

Foram desenvolvidas várias terapias para a queratose actínica (QA). As massas isoladas podem ser removidas eficazmente utilizando nitrogénio líquido. Em doentes com múltiplas queratoses actínicas (QA) ou áreas de pele com aglomerados ou erupções confluentes, a terapia preferida é a aplicação tópica de 5-fluorouracil. A aplicação tópica de diclofenac e imiquimod é atualmente proposta como o tratamento de escolha para a queratose actínica disseminada (QA). A terapia fotodinâmica com ácido 5-aminolevulínico é também uma potencial opção de tratamento para locais com múltiplos focos.

Outros métodos de prevenção do cancro de células escamosas

Podem ser tomadas várias medidas preventivas adicionais para reduzir o risco de cancro das células escamosas em doentes individuais. Foi demonstrado que **a redução do consumo de álcool e o abandono do tabagismo** podem reduzir o risco de cancro oral de células escamosas. Nos últimos anos, tem-se verificado um interesse crescente na utilização de **retinóides** e **interferões** como **agentes quimiopreventivos sistémicos**.

Num estudo, foi demonstrado que a aplicação tópica de uma enzima de reparação do ADN encapsulada em lipossomas reduzia a incidência de queratose actínica (QA) em doentes com xeroderma pigmentoso. No entanto, ainda não foram publicados mais estudos clínicos e a potencial aplicação clínica da enzima de reparação não foi estabelecida.

Finalmente, uma vacina desenvolvida para prevenir a infeção pelo HPV e as lesões pré-cancerosas do colo do útero pode ser um método para prevenir o desenvolvimento de todas as lesões pré-cancerosas da pele induzidas pelo HPV.

Uma breve história da investigação sobre o melanoma

Melanoma é um tumor maligno de origem melanocítica. Pode surgir de novo ou como resultado da transformação de massas pigmentadas benignas. O principal **fator que incita** o desenvolvimento de melanomas é a **exposição excessiva da pele humana aos raios ultravioleta B**. Devido às suas caraterísticas intrínsecas, incluindo a predisposição genética, a pele nem sempre está devidamente preparada para resistir a este efeito.

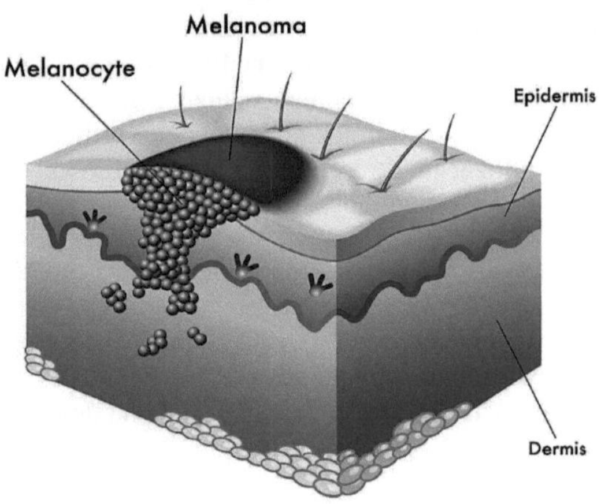

Tanto para os doentes com tumores melanocíticos malignos como para os médicos, **o diagnóstico precoce é de extrema importância**. O **diagnóstico inicial** do melanoma da pele é **tipicamente visual**, embora nem sempre seja efectuado atempadamente. É possível que esta neoplasia maligna seja incorretamente diagnosticada como hipo ou hiperdiagnóstico. Uma causa potencial do **hipodiagnóstico** do melanoma é a **falta de conhecimento dos sinais clínicos** da doença, tanto por parte do doente como do médico.

Além disso, o atraso no diagnóstico pode ser atribuído à localização do tumor em áreas difíceis de discernir pelo doente ou pelos membros da família. O hiperdiagnóstico dos melanomas é uma consequência do receio dos doentes e dos médicos em relação a este tumor de rápida metastização.

A secção seguinte aborda as várias formas de lesões melanocíticas malignas que têm origem na pele, bem como os diferentes tipos de metástases de melanoma. No Azerbaijão, as neoplasias malignas são normalmente removidas em regime de internamento por oncologistas cirúrgicos, sendo administrada terapia citostática adicional e tratamento com modificadores da resposta biológica, conforme necessário.

O melanoma era conhecido pelos médicos desde a antiguidade, mas as informações sobre a sua descrição na Antiguidade e na Idade Média são extremamente escassas. Em 1806, **o professor francês René Laennec** (1781-1826) foi o primeiro a descrever a patologia do melanoma. Examinou vários casos do chamado **tumor negro** e introduziu o termo **"les melanoses"** para o descrever.

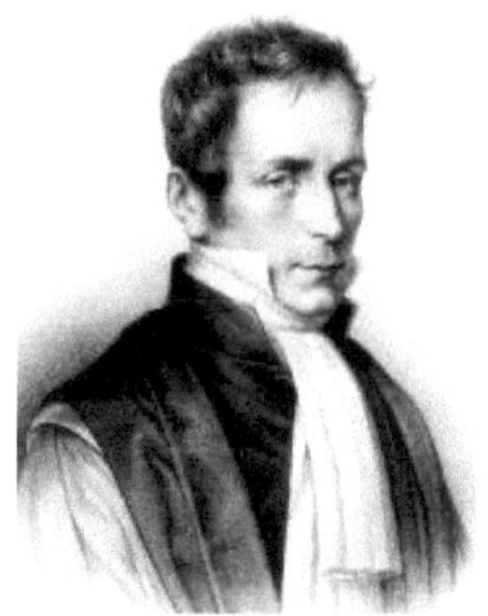

René Laennec foi um patologista e clínico. Efectuou numerosas autópsias em vários hospitais franceses. Utilizava uma lupa nos seus estudos patológicos. Alguns dos seus colegas observaram que R. Laennec encarava o doente como se fosse um cadáver por abrir. **No entanto, é sobretudo conhecido no mundo como o inventor do estetoscópio.**

Em janeiro de 1838, o professor inglês de patologia **Sir Robert Carswell** (1793-1857) publicou pela primeira vez no seu atlas de anatomia patológica desenhos de melanomas da pele, do fígado, dos pulmões, do cérebro e dos intestinos. Foi médico pessoal do rei

Leopoldo I da Bélgica e do rei francês Louis Philippe, exilado na Grã-Bretanha.

As propriedades biológicas do melanoma da pele foram elucidadas no final da década de 1960.

Em 1967, **W. N. Clark** introduziu o **conceito de níveis de invasão tumoral** na prática do diagnóstico microscópico do melanoma cutâneo. Foi proposta a distinção de **cinco níveis de invasão.**

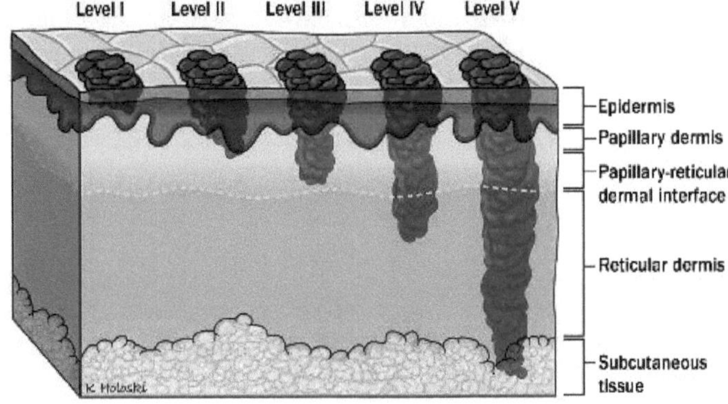

Nível I - as células do melanoma estão localizadas na epiderme e o carácter de invasão corresponde ao **melanoma in situ**.

Nível II - o **tumor destrói a membrana basal** e invade as partes superiores da camada papilar da derme.

Nível III - as células do melanoma preenchem **toda a camada papilar da derme**, mas não penetram na camada reticular.

Nível IV - **invasão das** células do melanoma **na camada reticular da derme.**

Nível V - **invasão das** células do melanoma **no tecido adiposo subjacente**.

Em 1970, **A. Breslow** propôs um método alternativo para determinar o **microestágio do melanoma primário** da pele. **A espessura do tumor é quantificada em milímetros.** Para tal, é instalado um micrómetro na ocular do microscópio, com o objetivo de medir a maior secção vertical do tumor.

Epidemiologia do melanoma : prevalência, taxas de mortalidade

A incidência do melanoma tem **aumentado significativamente em todo o mundo** nas últimas décadas. Os melanomas representam até **3% de todos os tumores malignos**, com um aumento médio anual de 5% (nos EUA, 4%, na Rússia, 3,9%). A incidência do melanoma apresenta uma variação considerável nas diferentes regiões do mundo.

A incidência de melanoma nos **EUA** é de aproximadamente **14 casos por 100.000 habitantes por ano**. O risco de melanoma ao longo da vida para a população branca nos EUA é de 1:100. Para além disso, a incidência desta doença maligna também aumentou na Europa. Na Escandinávia, a incidência de melanoma entre a população branca é de 15 casos por 100.000 habitantes por ano, enquanto nos países mediterrânicos é de 5-7 casos.

As **taxas padronizadas mais elevadas** de incidência de melanoma cutâneo são observadas na população branca da **Austrália** e da **Nova Zelândia** (23-29 por 100.000), enquanto as **taxas mais baixas** são observadas nas populações da **Argélia, China, Coreia e Japão** (0,1-1,5 por 100.000).

A frequência de ocorrência desta doença é a seguinte. O melanoma invasivo da pele é **a quinta neoplasia maligna mais frequente nos homens e o sexto tumor mais frequente nas mulheres**, representando cerca de 5% de todas as neoplasias malignas iniciais.

Também é importante considerar o impacto da raça na incidência do melanoma. Os indivíduos de **etnia caucasiana e fototipo de pele clara apresentam as taxas de incidência mais elevadas**, que são significativamente mais altas do que as observadas nas populações hispânica, asiática e afro-americana.

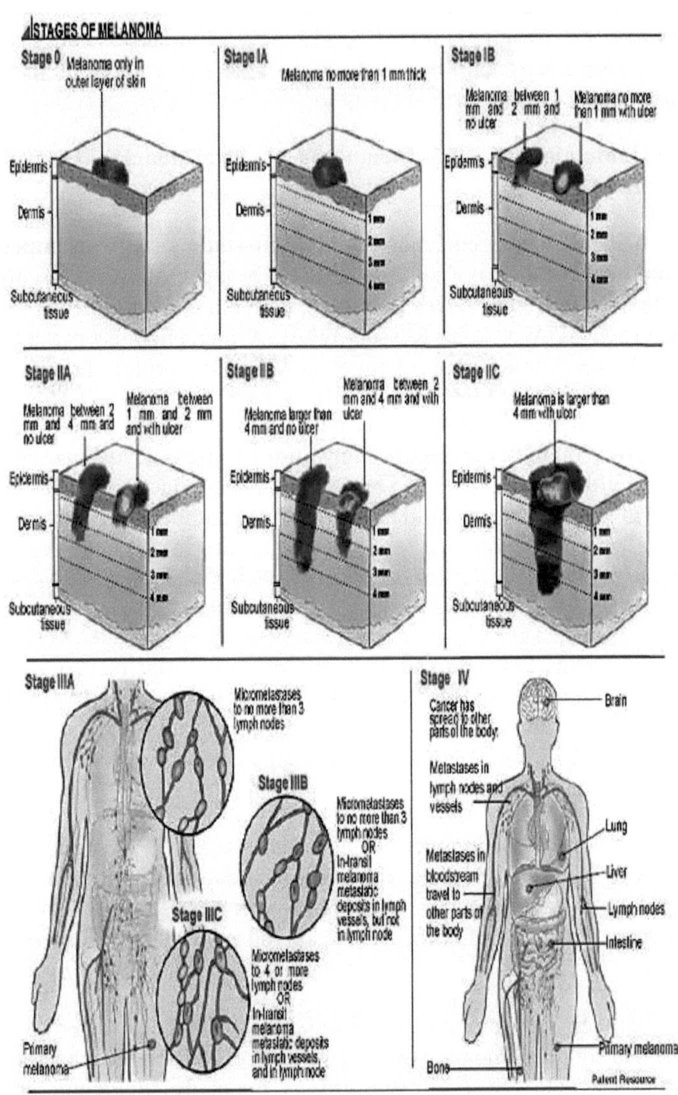

Também é importante considerar o impacto da raça na incidência do melanoma. Os indivíduos de **etnia caucasiana e**

fototipo de pele clara apresentam as taxas de incidência mais elevadas, que são significativamente mais altas do que as observadas nas populações hispânica, asiática e afro-americana.

A **idade** e **o sexo** do doente são também factores importantes. A incidência do melanoma cutâneo é **mais elevada na terceira e sexta décadas de vida**, mas pode ocorrer em adultos jovens e idosos. A **idade média de diagnóstico é de 52 anos**, o que é aproximadamente 10-15 anos mais cedo do que a idade média de deteção de tumores mais comuns, como os tumores da mama, do pulmão, do cólon e da próstata.

Mais de 25% dos melanomas desenvolvem-se em doentes com menos de 45 anos. A incidência do melanoma **aumenta com a idade, sobretudo nos homens**. Antes dos 40 anos, a incidência pode ser mais elevada nas mulheres em determinados países. Após os 40 anos, a incidência de melanoma é ligeiramente superior nos homens, e esta tendência torna-se mais acentuada com o aumento da idade.

O melanoma pode ocorrer em qualquer órgão ou tecido, embora a pele seja o mais frequentemente afetado. O melanoma é localizado, ocorrendo a maioria na pele (87,1-91,2%), seguido do olho (5,2-7%), genitais externos (2,7%), reto (1,0%) e outras localizações (0,2%). Em 2-2,2% dos casos, o foco primário não é detectado. Nos casos em que o melanoma está localizado no olho, 85% dos casos eram uveais, 4,8% estavam localizados na conjuntiva e 10,2% foram encontrados noutras áreas do olho.

Taxas de mortalidade e de sobrevivência

Além disso, a taxa de mortalidade também aumentou nas últimas décadas, embora a um ritmo mais lento do que a incidência.

Estima-se que aproximadamente um indivíduo nos Estados Unidos morre de melanoma a cada hora. O melanoma maligno representa menos de 10% de todos os tumores malignos da pele, mas é responsável por 80% das mortes atribuíveis ao grupo das neoplasias malignas da pele.

A etiologia e **a patogénese** do melanoma são **complexas e multifacetadas**. Uma **causa potencial é a insolação**, ou exposição à radiação ultravioleta do sol. Uma das principais causas do desenvolvimento do melanoma é o aumento do tempo total de exposição da pele humana aos raios UVB, para o qual nem sempre está geneticamente preparada. A insolação excessiva conduz não só a danos nos queratinócitos e melanócitos, mas também provoca uma imunossupressão específica associada a uma função deficiente das células assassinas naturais. Esta situação é acompanhada por um aumento do risco de linfoma não-Hodgkin e de tumores cutâneos, incluindo o melanoma.

A insolação excessiva é particularmente prejudicial durante a infância. Na presença de luz ultravioleta, as células de Schwann e os dendritos em contacto com os melanócitos penetram na camada basal da epiderme. Além disso, o desenvolvimento do melanoma da pele é influenciado pela **ocorrência de três ou mais episódios de queimaduras solares graves durante a vida**.

Caraterísticas fenotípicas da pele

Caraterísticas fenotípicas como a pigmentação clara da pele, cabelo louro ou ruivo, olhos azuis ou verdes, uma tendência acentuada para sardas e para desenvolver queimaduras solares (pele fototipo I-II) podem predispor para o melanoma.

	TYPE I	TYPE II	TYPE III	TYPE IV	TYPE V	TYPE VI
BEFORE SUN	Ivory	Fair or pale	Fair to beige, with golden undertones	Olive or light brown	Dark brown	Deeply pigmented dark brown to darkest brown
AFTER SUN	Always freckles, always burns/peels, never tans	Usually freckles, often burns/peels, rarely tans	Might freckle, burns on occasion, sometimes tans	Doesn't really freckle, rarely burns, often tans	Rarely freckles, almost never burns, always tans	Never freckles, never burns, always tans

Em indivíduos com fototipos V-VI, os tumores melanocíticos malignos são raramente observados, o que sugere que a pigmentação pode atuar como um fator de proteção.

Neoplasias melanocíticas benignas

Em cerca de 30-50% dos casos, os melanomas desenvolvem-se a partir de uma neoplasia pigmentada benigna anterior. Além disso, a presença de mais de 50 nevos melanocíticos com um **diâmetro superior a 2 mm e de 3 ou mais nevos displásicos é também um fator de risco**. Atualmente, pensa-se que apenas 20% dos melanomas têm evidência histológica de transformação a partir de nevos melanocíticos (43% dos casos a partir de nevos displásicos e 57% a partir de outros tipos de nevos).

Outro critério que tem sido proposto como um potencial indicador de um risco acrescido de melanoma é a **presença de mais de 10 sinais maiores do que 2 mm em doentes com idade inferior a 30 anos com localização facial**. Além disso, acreditava-se anteriormente que a **ativação e a transformação maligna** dos nevos melanocíticos ocorriam **durante a puberdade, a gravidez e a menopausa**. Foi demonstrado que as alterações hormonais em mulheres grávidas não induzem o desenvolvimento de melanoma da pele. No entanto, existem provas que sugerem que as influências hormonais podem desempenhar um papel no desenvolvimento desta doença maligna, uma vez que não se observam melanomas em homens ou mulheres que tenham sido submetidos a castração por qualquer motivo.

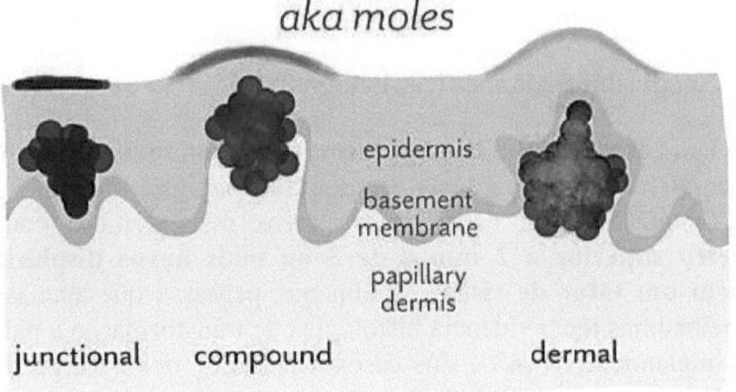

Uma história familiar de melanoma é um potencial fator de risco. Um estudo concluiu que os doentes com melanoma familiar representam 10-15% de todos os doentes com melanoma. O melanoma é considerado familiar se, para além do doente, tiver sido diagnosticado em **familiares de primeiro** (pais, filhos, irmãos) e/ou **segundo** (avós e outros) **grau de parentesco**. A presença de melanoma num familiar de primeiro grau está associada a um risco duas vezes maior de desenvolver o tumor.

Anamnese

A ocorrência de melanoma e a intensidade do seu ataque tumoral dependem da força e da duração do stress, particularmente em relação à morte de familiares diretos. **A presença de uma história de melanoma aumenta o risco de melanoma primário recorrente e podem desenvolver-se múltiplos melanomas primários.**

Cerca de metade dos doentes com melanomas primários múltiplos têm um segundo melanoma primário na mesma região anatómica e cerca de metade dos doentes têm um segundo melanoma primário no espaço de um ano após o primeiro diagnóstico. **Os melanomas primários recorrentes podem desenvolver-se décadas após o diagnóstico inicial do tumor primário.**

O papel potencial das doenças genéticas no desenvolvimento do melanoma é um tópico que merece ser investigado.

As mutações em genes específicos, incluindo **CDKN2A**, **BRAF** e **MC1R**, têm sido associadas ao desenvolvimento do melanoma. As mutações no gene supressor de tumores, inibidor da quinase dependente da ciclina 2a (CDKN2A), são identificadas em 40% dos casos de melanoma hereditário.

O CDKN2A codifica dois produtos genéticos: p16 (inibidor da quinase 4a) e pl4ARF (quadro de leitura alternativo). O produto p16 é um regulador do ciclo celular que se liga e inibe as cinases dependentes de ciclina CDK4 ou CDK6, interrompendo assim o ciclo celular na fase G1. Na ausência da função da p16 ou na inativação induzida por mutação, a atividade irrestrita da CDK4 resulta na fosforilação da proteína do retinoblastoma, que por sua vez liberta o fator de transcrição E2-F e induz a fase S.

Esta sequência de eventos resulta num aumento da proliferação celular, que, na ausência de regulação nos pontos de controlo, conduz a um **crescimento sem restrições** e à **neoplasia**. **As mutações do gene BRAF são identificadas em 66% dos casos de melanoma.** As mutações BRAF são significativamente mais prevalentes nos melanomas que se desenvolvem em indivíduos com **pele exposta à luz solar intermitente**.

Foi demonstrado que as mutações no **recetor da melanocortina-1** (MC1R) aumentam o risco de melanoma em cerca de duas a quatro vezes na população em geral. Esta mutação está associada ao desenvolvimento de um fenótipo caracterizado por **cabelo ruivo e pele clara**.

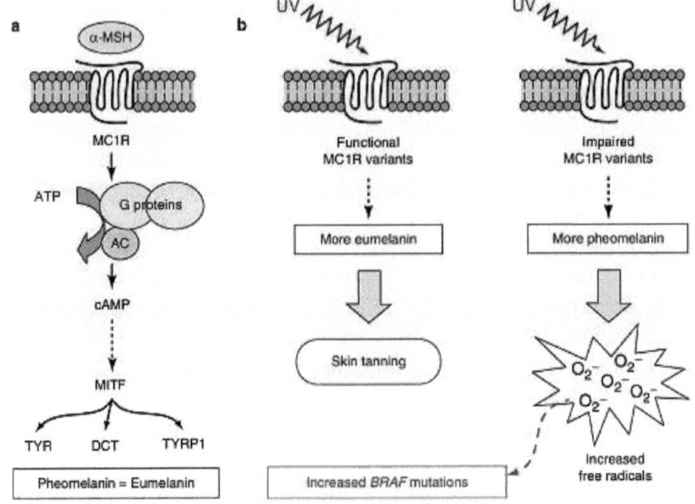

Tipos histológicos de melanoma

O exame histológico revela um **grau impressionante de polimorfismo e atipia** entre os elementos celulares. Estas células podem assemelhar-se a células epiteliais ou ter uma forma alongada e entrelaçar-se, criando um quadro histológico semelhante ao do sarcoma. A morfologia dos tumores melanocíticos, incluindo os melanomas, é amplamente reconhecida como o aspeto mais difícil da anatomia patológica.

Os critérios mais fiáveis para o diagnóstico do melanoma são os seguintes: uma população celular heterogénea; a presença de áreas de polimorfismo acentuado; uma elevada celularidade do tumor com um arranjo estreito das células; a presença de mitoses atípicas, bem como de mitoses em áreas profundas do tumor; e uma reação inflamatória acentuada (que pode ser parcialmente explicada por um traumatismo prolongado da massa).

Além disso, distinguem-se quatro tipos histológicos principais de melanomas:

1. **Tipo epitelioide:** caracterizado por células grandes de forma arredondada ou poligonal, com citoplasma abundante ligeiramente rosado que contém frequentemente uma grande quantidade de pigmento agregado. Os núcleos das células são grandes, irregularmente arredondados, com núcleos distintos, polimorfismo pronunciado e hipercromia. As células estão dispostas em grupos soltos e contêm frequentemente grânulos acastanhados de pigmento de melanina. **As mitoses são caraterísticas muito marcantes deste tipo de células**.

2. O **tipo de células fusiformes** é caracterizado por células alongadas com núcleos alongados, que exibem intensidade de cor e tamanho polimórficos. O citoplasma é rosa claro e contém pequenos grânulos de pigmento de melanina semelhantes a poeira. As células, que estão dispostas em feixes soltos, tendem a dissociar-se, ou seja, normalmente não existe uma aderência apertada entre elas.

3. O **tipo não celular (pequenas células)** é caracterizado por pequenas células de forma arredondada com um núcleo grande que ocupa toda a célula, de tal forma que o citoplasma é quase invisível ou está presente sob a forma de um rebordo estreito. As células contêm uma pigmentação mínima. **As mitoses são difíceis de discernir.** As células parecem estar desconectadas e dispostas como se estivessem em grupos apertados.

4. A **variante de células mistas** é caracterizada por uma combinação das caraterísticas acima mencionadas. **O tumor é representado tanto por células alongadas como poligonais.**

O diagnóstico e a diferenciação do melanoma baseiam-se no sistema ABCD e na regra de Figaro

O diagnóstico é efectuado com base em dados clínicos, citológicos e histológicos. O melanoma da pele é um dos tumores que podem ser diagnosticados visualmente, mas a atualidade desses diagnósticos não é satisfatória. O maior número de acções judiciais relacionadas com a dermatologia nos Estados Unidos diz respeito ao diagnóstico e tratamento de doentes com melanomas. Este facto é atribuível à elevada taxa de mortalidade associada a esta doença, que resulta frequentemente de um diagnóstico tardio ou de um diagnóstico incorreto.

Vários factores podem contribuir para o hipodiagnóstico do melanoma. A biopsia pode ser efectuada numa área incorrecta do tumor. Consequentemente, para diagnosticar um nevo displásico ou um melanoma, é preferível excisar todo o tumor, assegurando que pelo menos 2-3 mm de tecido saudável permanecem à volta da massa.

Além disso, os erros na recolha de material para exame histológico também podem contribuir para o hipodiagnóstico do melanoma. É possível que o **tecido da biopsia seja esmagado ou carbonizado** (remoção do tumor utilizando tecnologia laser ou outros métodos de destruição física).

Nesses casos, podem surgir artefactos que podem potencialmente obscurecer as caraterísticas morfológicas do melanoma. Além disso, fenómenos inflamatórios acentuados num tumor melanocítico têm o potencial de distorcer o quadro citológico e histológico do melanoma. **A questão inversa é o hiper-diagnóstico do melanoma, que resulta num tratamento subsequente, excessivo e inadequado.** Isto inclui procedimentos cirúrgicos desfigurantes e/ou terapia adjuvante, que pode incluir a utilização de **interferão alfa**.

A administração destes medicamentos pode provocar efeitos adversos. Se o melanoma for incorretamente diagnosticado, a **remoção subsequente** dos gânglios linfáticos regionais pode resultar em **incapacidade funcional (linfedema)**. Além disso, a remoção destes órgãos linfáticos pode contribuir para o potencial metastático de outra lesão melanocítica que possa surgir posteriormente na área. É evidente que tipos específicos de lesões são a fonte mais comum de hiper-diagnóstico do melanoma.

Foi demonstrado que a radiação UV promove a ativação dos melanócitos em tumores melanocíticos benignos, com o potencial de induzir alterações patológicas que podem ser confundidas com melanoma. Para além disso, os nevos de localizações específicas podem também contribuir para o hiper-diagnóstico do melanoma.

A dermatoscopia também é utilizada para a identificação de melanomas. A possibilidade de qualquer manipulação diagnóstica com prejuízo da integridade do tumor no período pré-operatório continua a ser objeto de controvérsia. **É opinião generalizada que a biópsia no melanoma como método de diagnóstico está contra-indicada devido ao elevado risco de provocar metástases.**

No entanto, foi demonstrado que, se **o tratamento cirúrgico radical** for efectuado **no prazo de três semanas após a biópsia excisional**, a realização deste estudo de diagnóstico não afecta negativamente o prognóstico da doença, **não estimula a disseminação do tumor** e não reduz as taxas de sobrevivência dos doentes a cinco e dez anos.

Os esfregaços ou raspagens citológicos podem ser facilmente obtidos a partir de um tumor cutâneo húmido, inflamado ou ulcerado. No caso de a neoplasia apresentar crostas, fibrose purulenta ou necrose, recomenda-se a administração de pomada sintomática externa um a dois dias antes do exame, de modo a facilitar a remoção das crostas sem causar traumas indevidos no tumor. As impressões do esfregaço são obtidas aplicando uma lâmina seca e desengordurada à superfície da neoplasia.

O diagnóstico citológico é um método líder, uma vez que tem uma elevada probabilidade de confirmar o diagnóstico morfológico. A precisão do exame citológico dos melanomas primários da pele excede a de indicadores semelhantes de exame objetivo no diagnóstico clínico em 4-7%. Uma vez efectuado o diagnóstico preliminar, **a cirurgia é realizada nos dias seguintes**. A fim de facilitar o diagnóstico diferencial do melanoma e de outros tumores pigmentados, existem dois sistemas de avaliação que foram desenvolvidos pela equipa do Programa de Melanoma da OMS em 1994: o sistema ABCD e o sistema de 7 pontos. O primeiro sistema é uma ferramenta de diagnóstico amplamente utilizada nos EUA, enquanto o segundo é empregue na Escócia. Além disso, é utilizada a regra FIGARO.

O **aspeto** mais **importante dos tumores melanocíticos benignos** é a compreensão, por parte do médico, dos indicadores clínicos que podem preceder a transformação destas formações em melanoma. **I.A. Lamotkin foi o primeiro a documentar sistematicamente estes sintomas, indicando que o melanoma pode ocorrer em tumores benignos.**

Foram utilizados dados de fontes bibliográficas estrangeiras, incluindo os sistemas de avaliação do pessoal do programa **"Melanoma OMS" (1994 ABCD e 7-pontos)**, bem como a **norma "FIGARO"**. Para além disso, foram utilizados os dados de trabalhos fundamentais de autores nacionais e as nossas próprias observações. Para identificar os sinais de transformação, é necessário monitorizar as alterações que ocorrem na formação do pigmento.

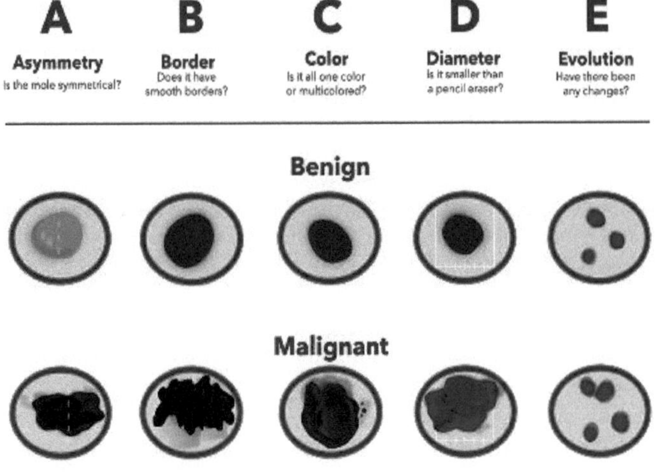

Foram observadas e registadas as seguintes caraterísticas clínicas das neoplasias: forma, tamanho, bordo, cor, superfície, tecido circundante e sensações subjectivas.

Os **sinais clínicos de transformação** de tumores melanocíticos benignos em melanoma podem ser divididos em **prováveis** e **fiáveis**.

São observados **sinais prováveis** no melanoma, embora sejam tipicamente indicativos de processos benignos que ocorrem em tumores melanocíticos. Se surgirem tais alterações, o médico deve aconselhar uma maior observação das massas pigmentadas, em vez de uma excisão imediata. Recomenda-se que sejam tiradas fotografias de quaisquer elementos **que apresentem sinais alarmantes na altura do seu aparecimento inicial** e, posteriormente, com o intervalo recomendado pelo médico.

Também é aconselhável consultar um especialista mais experiente para aconselhamento. Os tumores melanocíticos benignos podem apresentar alterações que são indicativas de uma transformação em melanoma. **A forma é plana, com áreas de elevação devido ao crescimento vertical da massa pigmentada acima da pele**. Estes fenómenos são mais frequentemente observados na transformação benigna de um nevo melanocítico limítrofe num nevo complexo ou intradérmico.

Alterações **de tamanho**

Nas crianças, o desenvolvimento de pequenos nevos é uma ocorrência normal. As neoplasias malignas apresentam **um crescimento rápido**, enquanto **o melanoma de disseminação superficial pode apresentar um crescimento lento.** É aconselhável estar atento à possibilidade de os nevos ultrapassarem os 6 mm de tamanho, embora se deva ter em conta que as toupeiras benignas também podem ter dimensões consideráveis (1,5-2,0 cm). **Os bordos são irregulares e indistintos**, fundindo-se gradualmente com a pele normal circundante. Estas caraterísticas clínicas podem estar presentes no melanoma, mas são normalmente **caraterísticas do nevo displásico**.

A cor do nevo

A pigmentação do nevo pode **aumentar ou diminuir**. No entanto, este fenómeno também pode ser observado no contexto de alterações benignas no interior do nevo. O melanoma está mais frequentemente associado a uma **coloração negro-azulada ou mosqueada**. A superfície das massas pigmentadas sofre alterações quando ocorre a transformação em melanoma.

As indicações clínicas mais prováveis são o aparecimento de fissuras e a descamação da superfície. Na maioria dos casos, a descamação e a fissuração da superfície da formação pigmentada, acompanhadas pela formação de crostas secas, ocorrem após a resolução da inflamação na lesão.

O tecido circundante

Em caso de transformação maligna do nevo, pode observar-se uma **grinalda inchada, rosada ou avermelhada**. É necessário distinguir entre as alterações benignas que ocorrem em torno do nevo pigmentado e as que ocorrem no **nevo de Meyerson** ou no contexto de traumatismo e inflamação de um tumor melanocítico benigno.

Para além disso, **podem ocorrer processos inflamatórios nos tecidos circundantes**, com potencial para supuração. Estas alterações são mais indicativas de um nevo eczematoso ou de um traumatismo e inflamação de um tumor melanocítico. As percepções e sensações do próprio sujeito. As sensações subjectivas no interior do nevo, tais como comichão, ardor ou desconforto, podem ser indicativas de uma transformação em melanoma. Para além disso, pode ser distinguido dos sinais clínicos do **nevo de Meyerson**, que é um **crescimento benigno de qualquer tumor melanocítico**.

Sinais fiáveis de melanoma

Por conseguinte, qualquer sinal deste tipo deve ser encaminhado para um oncologista para que este decida se o tumor deve ser removido por excisão. **Deve também ser efectuado** um exame histológico adicional e, em alguns casos, **um exame imunológico**. As transformações nos tumores melanocíticos benignos que são indicativas da formação de melanoma incluem alterações na forma do tumor.

Os tumores anteriormente arredondados podem sofrer **alterações na sua forma, por exemplo**. Isto resulta numa **forma assimétrica**. Ao dividir o tumor em dois, uma metade não se assemelha à outra.

O tamanho da massa pigmentada apresentou uma mudança rápida devido ao **crescimento horizontal e vertical do tumor**. O tumor não apresentou qualquer crescimento antes desta observação, ou cresceu a um ritmo lento. Neste caso, o tamanho do tumor pigmentado deve ser superior a 7 mm. **O crescimento rápido dos tumores melanocíticos em doentes com mais de 30 anos é um fenómeno digno de nota.**

Os bordos do tumor tornam-se irregulares. A formação adquire bordos recortados, o que pode resultar na formação de sulcos e baías.

A cor de um tumor melanocítico benigno torna-se irregular. A superfície da formação apresenta uma distribuição aleatória de **áreas castanhas, pretas, cinzentas, cor-de-rosa e brancas**. **O melanoma também se caracteriza por uma coloração azul-preta.**

A superfície do tumor é caracterizada por irregularidades. A **superfície** do tumor pode apresentar **perda de pelo**. **A transformação maligna** é caracterizada pelo aparecimento de **elementos nodulares ou em forma de placa** (um ou mais) no fundo de uma lesão plana.

A superfície destes elementos é **lisa, brilhante e apresenta uma perda do padrão da pele**. A cor destas lesões é **rosa** ou **preta**. É importante diferenciar este processo da transformação benigna regular do nevo fronteiriço num nevo complexo e intradérmico, em que as células do nevo da epiderme descem para a derme.

Neste processo, surge uma **formação semelhante a um tumor** no fundo da mancha, mas com uma consistência macia e sem perder o padrão da pele. A cor da lesão é inicialmente escura, depois torna-se irregular e finalmente descolorida. A transformação maligna também é caracterizada pelo **aparecimento de ulceração na superfície do tumor**, que é acompanhada por **hemorragia e formação de crosta**.

A consistência do tumor é descrita da seguinte forma: o tumor apresenta um **espessamento notável**, uma alteração da sua **consistência mole anterior à palpação**.

Um indicador clínico fiável de transformação é o **aparecimento de protuberâncias radiantes a partir da massa pigmentada**. Este facto deve-se à disseminação do melanoma através dos espaços linfáticos. O processo maligno também é caracterizado pelo aparecimento de elementos nodulares ou pontuais "filhos" (satélites) à volta da massa pigmentada principal e pelo aumento dos gânglios linfáticos regionais com mais de 1 cm.

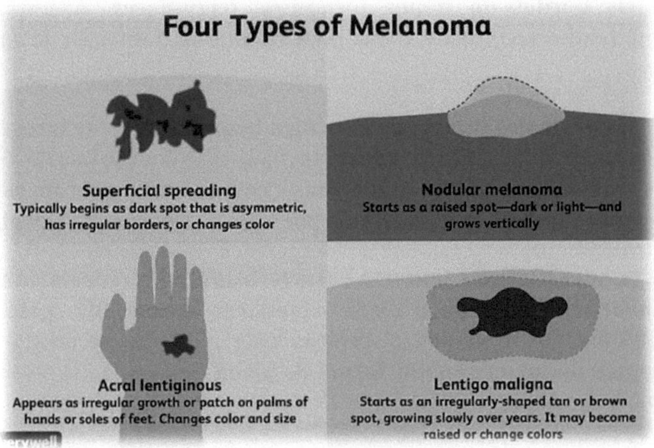

Melanoma de disseminação superficial

O melanoma de disseminação superficial (SSM) representa **a forma mais prevalente de melanoma**, sendo responsável por cerca de 70% de todos os melanomas cutâneos. Este tipo de melanoma é tipicamente diagnosticado em doentes com idades compreendidas entre os 40 e os 50 anos, afectando áreas do corpo que estão expostas ao sol.

É mais frequentemente observada nas **extremidades inferiores nas mulheres e na parte superior das costas nos homens**. A apresentação clínica clássica da SSM é mais consistente com os **critérios ABCD** e é caracterizada **por contornos irregulares e pigmentação irregular**. No entanto, pode também apresentar-se numa forma latente como áreas focais isoladas de escurecimento num nevo pré-existente.

O espetro de manifestações clínicas do melanoma que se espalha superficialmente é amplo. Embora **os tons de castanho** sejam os mais caraterísticos das lesões melanocíticas, **os tons de castanho escuro a preto, cinzento-azulado, rosa, vermelho e cinzento-branco** (que podem corresponder a regressão) também podem estar presentes no melanoma extensivo superficial.

O melanoma que se espalha superficialmente é mais frequentemente observado no **contexto de um nevo pré-existente.** No contexto de uma história clínica, os doentes com SSM referem frequentemente uma massa que sofre uma alteração gradual ao longo de um período de vários meses ou anos. **O melanoma de disseminação superficial pode ser incorretamente diagnosticado como nevo atípico ou queratose seborreica.**

Melanoma nodular

O melanoma nodular (MN) representa **a segunda** forma **mais prevalente** de melanoma da pele, sendo responsável por cerca de 15-30% de todos os casos. Uma **fase de crescimento radial é menos frequentemente observada** nos casos de melanoma nodular. O melanoma nodular distingue-se pelo seu rápido crescimento, manifestando-se frequentemente numa questão de semanas ou meses.

No melanoma nodular, não existe uma fase de crescimento radial discernível. É mais frequente o desenvolvimento do melanoma nodular numa **pele sem alterações do que no fundo de um nevo pré-existente**. Na maioria dos casos, o melanoma nodular apresenta-se como uma **lesão uniformemente azul-escura ou vermelho-azulada** que se eleva acima do nível da pele.

No entanto, em 5% dos casos, o tumor é desprovido de pigmentação. Uma proporção notável de melanomas espessos é do tipo nodular. Os focos recentes apresentam frequentemente uma forma simétrica, contornos regulares e coloração homogénea. **As lesões sem pigmento podem ser incorretamente diagnosticadas como carcinoma basocelular, granuloma piogénico ou hemangioma, enquanto os tumores com pigmento podem ser incorretamente diagnosticados como nevus azul ou carcinoma basocelular pigmentado.**

Lentigo maligno melanoma

O melanoma lentigo maligno é um subtipo de **melanoma in situ** que se caracteriza por uma fase prolongada de crescimento radial, que pode progredir para melanoma lentigo maligno ao longo do tempo.

O melanoma lentigo maligno constitui 10 a 15% de todos os melanomas cutâneos. **O melanoma lentigo maligno** é mais frequentemente diagnosticado em **indivíduos entre os 70 e os 80 anos de idade**, ao contrário de outras formas de melanoma, que raramente são observadas antes dos 40 anos. O tumor localiza-se mais frequentemente **na face, que está exposta a uma insolação crónica, em particular na pele das bochechas e do nariz. Nos homens, a pele do pescoço, o couro cabeludo e as orelhas também são afectados.**

Pensa-se que a patogénese deste tumor está mais relacionada com a exposição cumulativa à luz solar do que com a insolação episódica. **O melanoma lentigo maligno é uma mancha castanha plana, de crescimento lento, com contornos irregulares e vários tons de castanho e bronze.** Desenvolve-se normalmente em áreas da pele com evidência de **foto-danos crónicos**. O risco ao longo da vida de desenvolver **lentigo melanoma a partir de lentigo maligno** foi considerado baixo, embora o componente invasivo do tumor seja potencialmente significativo.

Num número significativo de casos, **o lentigo melanoma é maior do que o lentigo maligno** e pode permanecer uma mancha nas fases iniciais, embora mais tarde seja frequentemente identificado um componente nodular na massa. Tanto o lentigo melanoma como o lentigo maligno têm limites indistintos que podem ser mascarados por sinais de danos actínicos na pele circundante, incluindo lentigo, queratose actínica pigmentada ou sardas.

O lentigo melanoma e o lentigo maligno distinguem-se por uma propensão acentuadamente elevada para o crescimento lateral subclínico extenso, o que contribui para a taxa de recorrência elevada após a excisão com uma margem padrão e a excisão incompleta da massa. O lentigo maligno e o lentigo melanoma distinguem-se pela menor frequência de associação com nevos, ocorrendo em apenas 3% dos casos, e pela **maior frequência de associação com melanoma desmoplásico** (DM).

Melanoma lentiginoso acral

O melanoma lentiginoso acral (ALM) é um subtipo de melanoma com um perfil de incidência distinto em diferentes grupos étnicos. **O MLA representa 2-8% dos melanomas entre os caucasianos**, mas é a forma mais comum em doentes com fototipo escuro, com uma prevalência de 60-72% em doentes negros e 29-46% em asiáticos.

Embora **a proporção de melanoma lentiginoso acral no total de melanomas seja mais elevada em indivíduos negros do que em indivíduos caucasianos**, a incidência de melanoma lentiginoso acral é aproximadamente equivalente em ambos os grupos étnicos. O melanoma lentiginoso acral é diagnosticado em **indivíduos com mais de 65** anos de **idade**, com uma idade média de início de 65 anos.

O local mais comum de ocorrência do melanoma lentiginoso acral é o pé, seguido da pele da palma da mão e da região subungueal. É de salientar que nem todos os melanomas palmares ou plantares são acrais. De facto, os melanomas de disseminação superficial ou os melanomas nodulares ocorrem numa minoria de casos.

O melanoma lentiginoso acral pode ser de cor **castanha, preta, castanha clara ou vermelha, com várias cores presentes em simultâneo, e o contorno é irregular**. **No entanto, a cor mais comum é o castanho-escuro**.

O diagnóstico do melanoma lentiginoso acral é frequentemente atrasado, muitas vezes erradamente diagnosticado como uma verruga plantar ou um hematoma, o que pode resultar na progressão da doença, com um **subsequente mau prognóstico**. Atualmente, pensa-se que **o melanoma lentiginoso acral não está associado à exposição à luz solar**.

O melanoma subungueal é considerado uma variante do melanoma lentiginoso acral. Desenvolve-se normalmente a partir da

matriz da unha e localiza-se mais frequentemente no polegar ou no pé. A doença é caracterizada pelo desenvolvimento de uma **coloração castanha ou preta da unha** ou de uma neoplasia na zona do leito ungueal.

Em alguns casos, a **unha pode apresentar alargamento, riscas longitudinais pretas ou irregularmente pigmentadas** (melanoníquia estriada, melanoníquia estriada), com ou sem distrofia ungueal, ou elevação da placa ungueal.

O sintoma de Hutchinson (pigmentação na área do eponíquio posterior) é considerado um sinal altamente indicativo associado a melanoma em fase avançada. **As lesões benignas** que podem ser confundidas com melanoma incluem a **melanoníquia longitudinal, o hematoma sub-pé, o granuloma piogénico e a onicomicose com pigmentação ou hemorragia.**

Melanoma desmoplásico

O melanoma desmoplásico (DM) desenvolve-se tipicamente **entre os 50 e os 60 anos de idade em áreas da cabeça e do pescoço** que foram expostas à radiação solar. Os **locais mais comuns** de envolvimento são as **áreas abertas da cabeça e do pescoço.** As lesões são tipicamente densas, com esclerose ou endurecimento e, em cerca de metade dos casos, **não apresentam pigmentação.**

Cerca de metade das lesões estão associadas ao tipo histológico de lentigo maligno. Alguns subtipos de DM estão associados a um maior risco de recorrência devido à capacidade do tumor de se disseminar perineuralmente, às suas propriedades neutrotrópicas e à dificuldade de o detetar na fase de crescimento latente, **o que pode fazer com que o tumor se caracterize por uma invasão profunda no momento do diagnóstico.**

Apesar da sua natureza invasiva, os melanomas desmoplásicos apresentam uma **incidência** relativamente **baixa de metástases**, em contraste com outros tipos de melanoma com uma profundidade de invasão semelhante. Um estudo recente demonstrou que os focos de lesão constituídos por células de melanoma fusiformes e/ou epitelióides apresentavam uma taxa de metástases mais elevada do que o melanoma desmoplásico típico, que se caracteriza por um componente fibroso.

O melanoma é **o segundo tumor mais comum nas mulheres em idade fértil**, representando um dos tipos de cancro mais frequentemente detectados na gravidez. Historicamente, tem havido um debate considerável sobre o impacto da gravidez na evolução clínica do melanoma.

A fundamentação biológica para um potencial impacto hormonal no melanoma engloba a **hiperpigmentação bem documentada associada à gravidez e aos níveis elevados de numerosas hormonas endógenas, incluindo os estrogénios e a hormona estimuladora dos melanócitos**.

No entanto, a literatura existente indica que **a gravidez não aumenta o risco de melanoma**. Além disso, a ocorrência de gravidez antes, durante ou após o diagnóstico de melanoma não afecta a sobrevivência global das doentes. No entanto, a taxa de sobrevivência sem evidência de doença pode ser inferior. **Não foram comunicadas diferenças no estadiamento do melanoma, na espessura do tumor, no envolvimento dos gânglios linfáticos ou na sobrevivência global para o melanoma na gravidez (ou seja, melanoma detectado durante a gravidez ou no prazo de 1 ano após a gravidez).**

As mulheres grávidas com melanoma devem receber o mesmo tratamento cirúrgico, incluindo a biopsia dos gânglios linfáticos de drenagem (normalmente sem corante azul), que as doentes não grávidas. No entanto, alguns regimes quimioterapêuticos e imunológicos podem ser contra-indicados na gravidez. Atualmente, não existe consenso quanto à abordagem ideal para planear uma gravidez após o diagnóstico e tratamento do melanoma. No aconselhamento, **as recomendações** devem ser fornecidas de uma **forma abrangente e individualizada**, **com o foco principal no risco de recorrência** (conforme determinado pelo estádio na altura do diagnóstico) e **na** relação entre o desejo de engravidar e o risco.

A evolução e o prognóstico do melanoma dependem do estádio

A maioria dos melanomas **cresce inicialmente na epiderme** (fase de crescimento radial, fase pré-invasiva) e depois progride para a derme (fase de crescimento vertical, crescimento invasivo). Os vasos sanguíneos e linfáticos da derme servem como vias de disseminação metastática. O prognóstico do melanoma não depende das caraterísticas histológicas do tumor; é antes **determinado pela profundidade da invasão e pela presença de ulceração**.

O prognóstico do melanoma é inversamente proporcional à **espessura e profundidade da invasão tumoral**. A remoção do melanoma quando não existem células malignas fora da epiderme resulta numa cura na maioria dos doentes. A **taxa de sobrevivência de 10 anos para o melanoma é de 93%** quando o tumor tem **até 1,5 mm** de espessura e/ou **nível III de invasão de Clark, 68%** quando tem **até 4 mm** de espessura e/ou **nível IV de invasão**, e **4%** quando tem **mais de 4 mm** de espessura.

A **taxa de sobrevivência aos 5 anos é de 100% para a invasão de Clark de nível I, 85% para o nível II, 65% para o nível III, 50% para o nível IV e 15% para o nível V.** A determinação do nível de invasão, da espessura do tumor e da natureza do envolvimento dos gânglios linfáticos regionais é de importância primordial na avaliação do prognóstico da doença e no desenvolvimento de um plano de tratamento adequado.

Investigações recentes demonstraram que o sistema é deficiente na inclusão de factores de prognóstico contemporâneos, pelo que requer uma revisão significativa. A versão revista do sistema de estadiamento do melanoma cutâneo foi aprovada pelo American Joint Committee on Cancer e pela International Union Against Cancer e está incluída na 6ª edição da classificação TNM, publicada em 2002.

A avaliação das fases do processo tumoral permite a distinção de **quatro grupos de prognóstico**.

1) Na presença de metástases à distância do melanoma cutâneo (estádio IV), os doentes têm um risco muito elevado (mais de 80%) de morrer devido à progressão da doença nos cinco anos seguintes ao diagnóstico.

2) Na presença de metástases do melanoma cutâneo para os gânglios linfáticos regionais ou de uma espessura do tumor primário superior a 4 mm (estádios IIC ou III), os doentes têm um risco elevado (50-80%) de desenvolver uma recidiva do melanoma cutâneo nos cinco anos seguintes à cirurgia.

3) Quando a espessura do tumor primário se situa entre 2,0 e 4,0 mm (estádios IIA-IIB), os doentes têm um risco intermédio (15-50%) de recorrência.

4) Quando a espessura do tumor primário é inferior a 2,0 mm (estádios I-IIA), os doentes têm um baixo risco de recorrência (até 15%). Os doentes com melanomas de 0 e 4,0 mm (estádios IIA-IIB) têm um risco intermédio (15-50%) de recorrência.

Por outro lado, os doentes com melanomas com menos de 2,0 mm (estádios I-IIA) têm um baixo risco de recorrência (até 15%). No entanto, a natureza imprevisível do melanoma cutâneo é evidenciada pela ocorrência de lesões metastáticas extensas mesmo quando o tumor é diagnosticado nos **estádios Tis e T1**.

Este tumor maligno não apresenta os sinais típicos de angiogénese caraterísticos dos tumores sólidos. Foi demonstrado que **45,6% dos pacientes com diagnóstico de melanoma cutâneo estágio I** já apresentam metástases de trânsito, regionais e à distância clinicamente indetectáveis no início do tratamento. Nos doentes com melanoma cutâneo nos estádios II-III, a manifestação do processo tumoral ocorre em média 6-18 meses após a operação, ocorrendo metástases por **via hematogénica e/ou linfogénica**.

A partir do momento do diagnóstico, a **taxa de mortalidade dos doentes é de 50-80%** num prazo **de dois a três anos**. Observa-se que a ocorrência de metástases atinge o seu nível mais baixo após um período de acompanhamento de sete anos. Além disso, foi demonstrado que os melanomas com uma **localização primária na região da cabeça e do pescoço apresentam um prognóstico mais desfavorável**.

Os factores que contribuem para uma **taxa de sobrevivência reduzida** no melanoma incluem um estádio avançado do diagnóstico, a presença de **tumores lentiginosos nodais ou acrais, o sexo masculino, a idade avançada e um baixo nível social dos doentes. Os doentes do sexo feminino** diagnosticados com melanoma da pele nos estádios I e II têm **30% mais hipóteses de sobrevivência** do que os homens em condições iguais. A vantagem de sobrevivência observada nos doentes do sexo feminino é atribuída a um **menor risco de metástases para os gânglios linfáticos e outros órgãos**.

Os estudos revelaram-se fiáveis, independentemente da idade dos doentes e da forma do melanoma cutâneo. No entanto, quando este tumor maligno se localizava na cabeça e no pescoço, as diferenças de género deixavam de ser evidentes. Os resultados do tratamento do melanoma disseminado não dependem tipicamente das doses e dos esquemas aplicados, mas sim da localização das metástases, do estado somático inicial, do tempo decorrido até ao desenvolvimento de uma recidiva da doença e de uma série de parâmetros laboratoriais (LDH, fosfatase alcalina, etc.).

Nos casos em que as metástases estão presentes nos tecidos moles e/ou nos gânglios linfáticos distantes, a taxa de sobrevivência a cinco anos dos doentes pode atingir 13,5%. Em contrapartida, nos casos em que estão presentes metástases viscerais, a taxa de sobrevivência a cinco anos é de 2,5-3,6%. Os doentes com metástases para o fígado, cérebro e ossos têm o pior prognóstico.

O método de tratamento do melanoma da pele depende em grande medida das caraterísticas do seu crescimento e do estádio da doença. Atualmente, são utilizados os seguintes tipos de tratamento:

1. **Cirurgia**
2. **Quimioterapia**
3. **Radioterapia**
4. **Terapia biológica (imunoterapia)**

É amplamente aceite que a única forma de alcançar a cura é a intervenção cirúrgica precoce. A distância entre os limites do tumor e a margem de ressecção deve ser de 0,5 cm.

Lentigo maligno melanoma

- **Excisão.** A distância entre o bordo visível do tumor ou a cicatriz da biopsia e as margens da ressecção deve ser de 1 cm.

Melanoma lentiginoso superficial, nodal e acral

A espessura do tumor é inferior a 1 mm

- **Excisão.** Distância da borda do tumor às margens da ressecção: 1 cm.

- **Se os gânglios linfáticos regionais não forem palpados, não são removidos.** No caso de um tumor localizado na face, é aceitável uma distância menor. Nestes casos, é efectuado um **exame do gânglio linfático sentinela** se a espessura do tumor for superior a 1 mm. A linfadenectomia profiláctica só é realizada no caso de serem identificadas micro metástases no gânglio linfático sentinela. A linfadenectomia terapêutica é efectuada na presença de metástases palpáveis nos gânglios linfáticos.

Após a linfadenectomia, se não existirem metástases à distância, pode ser iniciada quimioterapia adjuvante com interferão.

A espessura do tumor é superior a 4 mm

A linfadenectomia terapêutica é efectuada na presença de metástases palpáveis nos gânglios linfáticos, mas na ausência de metástases à distância.

Metástases à distância (estádio IV)

A intervenção cirúrgica está indicada nos casos em que o tumor se apresenta como uma mancha plana ou uma elevação acima da superfície da pele sem infiltração do tecido subjacente, nos estádios I, II e III da doença.

O tratamento cirúrgico do melanoma

Para os melanomas localizados e confinados ao local primário (estádio I), a cirurgia continua a ser a principal modalidade de tratamento. Dada a elevada probabilidade de envolvimento dos gânglios linfáticos locais, a maioria dos cirurgiões opta por uma excisão ampla do tumor primário. No entanto, foram recentemente adoptadas abordagens cirúrgicas mais conservadoras. Uma publicação recente indica que as margens de excisão de 1 cm a partir do bordo do **tumor primário estão associadas a um risco elevado de recorrência local em comparação com margens de 3 cm**.

No entanto, no seguimento de três anos, as taxas de sobrevivência global dos doentes dos dois grupos eram comparáveis. Nos casos em que o tumor é extensamente excisado, é frequentemente necessário enxerto de retalho cutâneo, e o prognóstico é tipicamente favorável (Clark nível 1 ou 2 e lentigo maligno). Em alguns casos, uma ressecção menos radical pode ser suficiente, evitando assim a necessidade de cirurgia plástica subsequente. Uma série de estudos efectuados pelo Grupo de Estudo do Melanoma da OMS demonstrou que uma abordagem cirúrgica mais conservadora está associada a um risco reduzido de complicações nos casos em que o tumor invadiu a pele até uma profundidade de 1 mm.

A opinião predominante é que um campo cirúrgico de 1 cm é suficiente para cada milímetro de profundidade de invasão tumoral. Isto evita a necessidade de enxerto de pele. **Os tumores nodulares têm uma maior propensão para invadir mais profundamente**, atingindo tipicamente a fronteira entre a camada papilar e as células reticulares (nível 3 de Clark). Nestes casos, é efectuada uma excisão mais ampla do que no **melanoma lentigo maligno** primário. Nos casos de melanoma que se desenvolveu em determinadas áreas das extremidades superiores e inferiores (por exemplo, debaixo das unhas), é preferível efetuar uma amputação parcial dos dedos.

Remoção regional de gânglios linfáticos no melanoma

A linfadenectomia regional é necessária em todos os casos de melanoma maligno?

Fornece informações prognósticas valiosas para os doentes com tumores em estádio I. Na presença de sinais microscópicos da doença, a taxa de sobrevivência a cinco anos diminui de 70% (estádio I, sem envolvimento de gânglios linfáticos) para 50%, com envolvimento de gânglios linfáticos ocultos que é detectado na cirurgia.

O potencial impacto terapêutico da linfadenectomia regional e a sua capacidade de melhorar o prognóstico da doença são temas de considerável debate. Em geral, os doentes com prognóstico favorável (tumores pequenos, não nodulares, nas extremidades, nível 1 de Clark) não beneficiam da linfadenectomia. Este procedimento é tipicamente indicado para doentes com lesões cutâneas mais avançadas, tais como melanoma nodular avançado, grau III, IV ou V de Clark.

Em certos casos, pode ser **aconselhável remover o primeiro gânglio linfático** no trajeto da saída linfática do tumor (**gânglio linfático sentinela**). Na ausência de metástases, é pouco provável que as metástases possam ser negligenciadas. A remoção dos gânglios linfáticos nas fases iniciais do melanoma na pele do tronco pode resultar num ligeiro aumento das taxas de sobrevivência.

A linfadenectomia é normalmente efectuada quando os gânglios linfáticos na vizinhança do tumor são clinicamente aparentes. No entanto, não é certo que este procedimento aumente a taxa de sobrevivência dos doentes. **Sabe-se que** apenas 10% dos doentes diagnosticados com linfadenopatia metastática, confirmada por exame cirúrgico, **sobrevivem durante pelo menos cinco anos**. Esta situação lamentável é comparável à situação observada no cancro da mama, em que o envolvimento dos gânglios linfáticos regionais é frequentemente uma consequência de um processo tumoral disseminado subjacente.

Em ambos os casos, obtém-se informação valiosa em termos de prognóstico à custa de um procedimento que, em si mesmo, tem uma utilidade questionável. No entanto, apesar das perspectivas pessimistas, **o único tratamento para os doentes com melanoma em estádio II ou III que tem uma possibilidade significativa de sucesso é a remoção radical dos gânglios linfáticos**. Para um grupo selecionado de doentes com **tumores nas extremidades** em estádio clínico II, com um prognóstico extremamente mau, **a amputação representa a via mais promissora para a cura**.

Alguns cirurgiões no Reino Unido defendem a remoção profiláctica dos gânglios linfáticos, mesmo em doentes com um mau prognóstico, com base no facto de fornecer informações prognósticas adicionais úteis. Esta perspetiva surgiu de uma análise dos resultados obtidos numa grande população de doentes australianos. Os grandes hospitais australianos têm uma vasta experiência no tratamento do melanoma, que é uma ocorrência comum na Austrália e na Nova Zelândia. Por exemplo, a taxa de sobrevivência a cinco anos entre os doentes com melanoma em Queensland é superior à observada em doentes com este tumor noutros países (Queensland 81%, Reino Unido 61%, EUA 37%).

Além disso, postula-se que, na maioria dos casos, as lesões cutâneas primárias do tipo melanoma nos australianos estão confinadas à epiderme e têm um prognóstico relativamente favorável.

No entanto, esta questão requer mais investigação e testes. Os resultados do estudo indicam que a remoção profiláctica dos gânglios linfáticos em casos de melanomas invasivos superficiais pode ter um efeito favorável.

No entanto, a maioria dos doentes sofre efeitos secundários sem melhoria aparente. No entanto, um estudo recente que envolveu vários centros clínicos não conseguiu demonstrar um efeito benéfico da remoção profiláctica dos gânglios linfáticos regionais, pelo menos em termos de sobrevivência dos doentes. Os estudos incluíram doentes com melanomas invasivos de 1-4 mm. É de salientar que a taxa de sobrevivência a cinco anos dos doentes com gânglios linfáticos afectados mas não palpáveis foi apenas 20% superior à dos doentes com sinais clínicos do seu envolvimento (50% e 28%, respetivamente). Por conseguinte, parece provável que a eficácia da abordagem cirúrgica tenha limites.

Radioterapia para melanoma e sua eficácia

Existem vários relatos sobre a utilização da **radioterapia no melanoma primário como alternativa à cirurgia**. No entanto, apesar disso, sabe-se que **as células do melanoma in vitro** têm uma

baixa sensibilidade à radiação. Existe uma crença generalizada entre os clínicos de que a radioterapia tem uma eficácia limitada.

No entanto, pode ser benéfica para os doentes em que o processo patológico tenha progredido de forma significativa, nomeadamente no caso do **melanoma lentigo maligno**, em que a intervenção cirúrgica não é uma opção viável. Uma vez que a pele das extremidades é a principal afetada, é possível administrar doses de radiação suficientemente elevadas sem preocupação com o potencial impacto nos órgãos internos. Para ultrapassar o efeito de ombro, que é o principal fator que determina a radio-resistência das células, são normalmente utilizadas **grandes fracções de dose** (superiores a 5 Gy).

Radioterapia paliativa para o melanoma

A irradiação paliativa está indicada para **doentes selecionados com metástases no cérebro e nos ossos**. Embora o melanoma não esteja entre os tumores mais radiossensíveis, a sua resistência pode ser ultrapassada através da utilização de fracções de dose elevada. Simultaneamente, cerca de 25% dos doentes conseguem controlar os processos de crescimento do tumor primário e as metástases durante um período prolongado. A eficácia de novas técnicas, incluindo a irradiação com neutrões e partículas carregadas, em conjunto com a utilização de agentes radiossensibilizadores e hipertermia, está atualmente a ser investigada.

Entre as novas e promissoras abordagens à terapia local encontra-se a terapia de captura de neutrões de boro. O método baseia-se na capacidade do tumor de assimilar a fenilalanina, necessária para a síntese de melanina. Nesse caso, a fenilalanina é usada como substrato, que contém um isótopo de boro ligado covalentemente. Subsequentemente, as células são irradiadas com neutrões térmicos com um nível de segurança adequado, permitindo que o núcleo de 10B seja capturado e decaia subsequentemente, formando um núcleo de lítio e uma partícula α. A energia da radiação é libertada de forma selectiva nas células tumorais que sintetizam melanina, resultando na sua morte. **O método tem sido utilizado para tratar pacientes com melanoma, com resultados promissores.**

Quimioterapia para o melanoma

A eficácia da quimioterapia para o melanoma é uma preocupação significativa. O tratamento de tumores disseminados representa um **desafio formidável**. A **sobrevivência média dos doentes** sem evidência de envolvimento dos gânglios linfáticos é de **apenas seis meses**, embora para os doentes com lesões predominantemente cutâneas este valor seja de um ano.

O melanoma maligno é frequentemente citado como um exemplo de um tumor que pode sofrer regressão espontânea. No entanto, este fenómeno é observado em menos de 1% dos casos, e os doentes que o experimentam não sobrevivem por um período prolongado. No entanto, no início da década de 1970, foi demonstrado que os melanomas apresentavam alguma sensibilidade aos citostáticos, e a quimioterapia foi amplamente utilizada para o tratamento do melanoma disseminado.

No entanto, o **tumor nem sempre responde aos medicamentos utilizados** e, na maioria dos casos, o efeito citotóxico é modesto. Além disso, manifestava-se tipicamente no tumor cutâneo e muito raramente nos locais de metástases no fígado, no cérebro, nos ossos e nos pulmões. Consequentemente, a **principal causa de mortalidade nos doentes é a metástase para estes órgãos**.

Os fármacos mais frequentemente utilizados são a dacarbazina e a vindesina, com uma eficácia de 20-30%. Não existe consenso sobre a questão da administração combinada ou isolada de preparações quimioterápicas. Uma abordagem combinada do tratamento pode ser benéfica para tumores com diferentes graus de resistência.

A maioria dos resultados foi obtida em tumores de localização cutânea. Raramente foram observados efeitos citotóxicos em tumores de órgãos internos. Num regime típico, outros fármacos activos incluem as **nitrosoureias e a cisplatina**. Estes últimos passaram a ser mais utilizados após o desenvolvimento de uma nova geração de **antagonistas da 5-oxitriptamina (5-NT3)**, como o **ondansetron**, que apresentam propriedades antieméticas.

A utilização de formulações contendo bleomicina, lomustina, vincristina e dacarbazina não teve êxito na maioria dos casos.

Outro regime de tratamento experimental envolve a administração de fármacos em doses elevadas (normalmente melfalan e fosfamida ou dacarbazina) **em conjunto com um transplante autólogo de medula óssea**. Até à data, este regime não demonstrou qualquer superioridade em relação aos regimes de quimioterapia convencionais e a sua utilização deve ser limitada a ensaios clínicos.

O tamoxifeno demonstrou ser eficaz em vários ensaios clínicos. É de grande interesse registar os casos bem documentados de remissão (ou, pelo contrário, de recidiva) do **melanoma em mulheres grávidas**. Isto indica que **o crescimento do tumor pode ser regulado por factores hormonais**. A perfusão regional de fármacos citotóxicos representa uma opção de tratamento para doentes com um foco tumoral primário na pele das extremidades, bem como doença regional ou recorrente.

Nas décadas de 1960 e 1970, este método, em conjunto com a intervenção cirúrgica, constituía uma forma de terapia adjuvante. No entanto, não existe evidência convincente de que a perfusão regional reduza o número de metástases. **O melfalano** e **a cisplatina** são os agentes mais utilizados para a perfusão, sendo **a cisplatina mais utilizada nas metástases hepáticas**. O método é **eficaz em cerca de 40% dos doentes**, embora a supressão do crescimento tumoral seja transitória. A perfusão regional é utilizada principalmente para tumores recorrentes inoperáveis na pele dos membros ou para metástases locais num membro.

Imunoterapia para o melanoma

O desenvolvimento e a utilização da **imunoterapia do melanoma** têm as suas raízes na observação da **regressão espontânea do tumor** e na identificação de antigénios do melanoma e dos anticorpos correspondentes no soro de determinados doentes. Isto levou ao advento da imunoterapia ativa, um campo de investigação médica que registou avanços significativos nas últimas décadas.

No caso de lesões cutâneas e linfonodais recorrentes, a administração da **vacina Calmette-Guérin contra a tuberculose** (BCG) no local do tumor resulta no desenvolvimento de uma resposta imunitária local. O interferão B também é utilizado para este fim. Infelizmente, na maioria dos casos, apenas **se obtém** uma **resposta transitória** e o procedimento é ineficaz em doentes com metástases para órgãos internos e ossos.

A identificação de péptidos específicos das células do melanoma conduziu ao desenvolvimento de uma nova abordagem para a criação de uma vacina eficaz para o tratamento de tumores primários e secundários. O **péptido mais conhecido**, derivado da família de antigénios do melanoma, **MAGE, é um epítopo recombinante com propriedades imunogénicas**. Há razões para crer que se revelará eficaz.

Modificadores da resposta biológica e hipertermia no tratamento do melanoma

Na sequência do desenvolvimento da imunoterapia para o melanoma nos anos 70, os clínicos começaram a considerar o potencial de um modificador da resposta biológica, o **interferão, no tratamento de outros cancros, em especial os linfomas de células B**. Verificou-se que todos os interferões (a, b, y) tinham efeitos terapêuticos em 10-20% dos doentes, embora na maioria dos **casos estes efeitos fossem observados em tumores pequenos e fossem transitórios**.

Quando o a-interferão é aplicado topicamente, observa-se ocasionalmente o desaparecimento completo do tumor cutâneo. Num estudo recente, o interferão-A foi utilizado de **duas formas distintas**: como agente isolado em doses elevadas ou em conjunto com a quimioterapia. O **efeito terapêutico foi observado ocasionalmente**, mas também esteve ausente.

Nos últimos cinco anos, **a interleucina-2** tem sido utilizada no tratamento do melanoma. O fármaco é administrado isoladamente ou em conjunto com uma cultura de linfócitos autólogos, que, neste caso, começam a apresentar uma ação citotóxica contra as células tumorais.

Observou-se que **as células assassinas activadas por linfocinas** (LAK) produzem apenas complicações inflamatórias transitórias e demonstraram ser **eficazes em aproximadamente 25% dos doentes**. Infelizmente, as interleucinas/LAK têm **inúmeros efeitos secundários relacionados com a dosagem** que tornam a sua utilização difícil.

Tal como noutros cancros, **a hipertermia tem sido utilizada em conjunto com a perfusão de melfalano** no tratamento do melanoma. Embora a **temperatura de 41-45 °C seja mais eficaz para matar as células tumorais**, também resulta numa reação tóxica mais forte.

Consequentemente, são mais frequentemente utilizadas **condições mais suaves** (39-40 °C). Atualmente, a investigação sobre o potencial da hipertermia no tratamento do melanoma é realizada no **âmbito de programas da Organização Europeia para a Investigação e Tratamento do Cancro e da Organização Mundial de Saúde**.

O prognóstico do melanoma e o seu curso é sempre um desafio devido à considerável diversidade das propriedades do tumor.

A elevada prevalência entre as populações socialmente mais favorecidas está associada a um aumento da taxa de mortalidade nesses mesmos grupos. **A taxa de mortalidade por melanoma é 1,5 vezes mais elevada entre os estratos mais abastados da sociedade, independentemente do género, do que entre os grupos populacionais menos abastados.** Este fenómeno parece poder ser atribuído ao facto de os indivíduos de estatuto socioeconómico mais elevado terem mais oportunidades de praticar actividades de lazer no estrangeiro, onde normalmente passam uma parte significativa do seu tempo ao sol.

A esperança média de vida dos doentes diagnosticados com melanoma é reduzida **em mais de dez anos**. Os doentes de grupos **etários mais jovens** tendem a ter um **prognóstico mais favorável** do que os de grupos **etários mais velhos**. Após o diagnóstico, **cerca de 90% dos doentes atingem uma taxa de sobrevivência de cinco**

anos, com uma taxa de sobrevivência de 74% observada nos doentes mais jovens.

Em todos os grupos etários, a taxa de sobrevivência sem recidivas a cinco anos para os doentes com doença em estádio I é de 50% ou superior. No entanto, é de notar que os valores a cinco anos não são indicativos, uma vez que as recaídas ocorrem mais tarde. Aquando do diagnóstico, cerca de um quarto dos doentes no estádio I têm envolvimento dos gânglios linfáticos (estádio clínico II). Em cerca de 75% destes doentes, os tumores disseminados desenvolvem-se posteriormente. Outros 20% dos doentes têm metástases à distância, sem aumento dos gânglios linfáticos regionais.

No entanto, em cerca de 20% dos doentes com predisposição para a recorrência do tumor, este processo não se desenvolve nos primeiros cinco anos após o diagnóstico.

Consequentemente, se a taxa de sobrevivência a cinco anos dos doentes com melanoma no estádio I for de 60%, pode inferir-se que aproximadamente 50% dos doentes estão efetivamente curados. **O local de localização do tumor primário também afecta as taxas de sobrevivência.** Uma análise estatística de mais de 12.000 casos de melanoma no Registo Oncológico Sueco revelou que **os tumores localizados na cabeça e no pescoço têm um prognóstico menos favorável do que os localizados nos membros inferiores e no tronco.**

A eficácia do tratamento subsequente é melhorada quando a recorrência do tumor é identificada numa fase precoce. Por conseguinte, os doentes que foram submetidos à remoção de um **tumor primário de grandes dimensões devem ser sujeitos a exames regulares.** Após a cirurgia, os doentes devem ser examinados a **intervalos de dois meses durante o primeiro ano e a intervalos de três meses durante o segundo ano.**

A taxa de sobrevivência dos doentes com um diagnóstico primário de **linfadenopatia metastática regional não é superior a 15%** e, nos casos de **tumor disseminado, é inferior a seis meses.**

Só através do reconhecimento da importância de um diagnóstico e tratamento precoces do melanoma é que estas estatísticas desanimadoras podem ser melhoradas.

Embora a quimioterapia e a imunoterapia ainda não tenham demonstrado ser tratamentos suficientemente eficazes, a maioria dos clínicos acredita atualmente que nem todos os casos de melanoma disseminado devem ser considerados incuráveis.

No Centro Nacional de Oncologia do Azerbaijão foram realizados procedimentos cirúrgicos em 932 doentes com neoplasias malignas da pele e da região da cabeça e do pescoço entre janeiro de 2019 e dezembro de 2023. O cancro da pele de células basais foi identificado em 518 doentes, o cancro da pele de células escamosas em 124, o melanoma da cabeça e do pescoço em 16, os tumores faciais múltiplos em 165 e o cancro dos lábios em 109 doentes.

É de salientar que a maioria dos doentes com cancro de pele de células basais se situava na faixa etária dos 61-70 anos, enquanto os doentes com cancro de células escamosas se situavam predominantemente na faixa etária dos 71-80 anos. Os doentes foram submetidos a cirurgias de reconstrução plástica da cabeça e do pescoço de acordo com os protocolos estabelecidos. As tabelas abaixo apresentam um resumo das caraterísticas dos pacientes.

Nariz		**Bochecha**		**Testa**		**Pálpebras**	
pT1	220	**pT1**	150	**pT1**	32	**pT1**	53
PT2	56	**PT2**	64	**PT2**	19	**PT2**	18
pT3	10	**pT3**	10	**pT3**	2	**pT3**	2
pT4	1	**pT4**	0	**pT4**	0	**pT4**	1

Região parietal		**Região temporal**		**Região occipital**		**Orelha**		**Pescoço**	
pT1	21	**pT1**	45	**pT1**	12	**pT1**	41	**pT1**	16
PT2	34	**PT2**	40	**PT2**	20	**PT2**	26	**PT2**	18
pT3	12	**pT3**	7	**pT3**	4	**pT3**	10	**pT3**	1
pT4	1	**pT4**	1	**pT4**	0	**pT4**	0	**pT4**	0

Tumores múltiplos da cabeça e do pescoço

Tumores benignos + malignos	78
CBC + SCC	24
BCC + BCC	49
SCC + SCC	14

Melanoma	
pT1	1
PT2	2
pT3	4
pT4	9

Cancro de células escamosas do lábio			
Lábio superior		**Lábio inferior**	
pT_{is}	0	**pT_{is}**	2
pT1	3	**pT1**	39
pT2	1	**pT2**	35
pT3	1	**pT3**	6
pT4	1	**pT4**	2

Cancro basocelular do lábio			
Lábio superior		**Lábio inferior**	
pT1	5	**pT1**	1
pT2	7	**pT2**	1
pT3	1	**pT3**	0
pT4	0	**pT4**	0

Os princípios da cirurgia plástica facial em doentes oncológicos

Aquando da remoção de tumores de pele generalizados, surge inevitavelmente a questão do encerramento plástico do defeito resultante, **o que é especialmente importante quando o processo está localizado na pele da face, couro cabeludo e pescoço**. A face e o pescoço constituem aproximadamente 10% da superfície da pele do corpo humano. Esta área é caracterizada por uma **localização compacta dos órgãos vitais**. Nesta área relativamente pequena, a pele tem uma **espessura diferente**, variando de 0,8 mm (pálpebras) a 2 mm (bochecha, queixo). A expansão das intervenções cirúrgicas nesta área está associada a **certas dificuldades devido à formação de defeitos pós-operatórios**. A possibilidade de os fechar com tecidos locais é limitada.

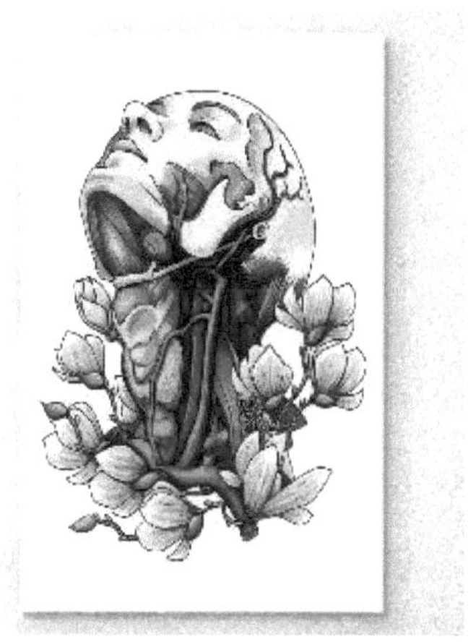

Até **aproximadamente 1963**, prevalecia a opinião de que a plastia da pele era **inadmissível** no tratamento cirúrgico de tumores malignos da pele. Esta opinião baseava-se no pressuposto de que o encerramento do defeito por cirurgia plástica dificultava o controlo da superfície da ferida, impedia o reconhecimento atempado da recorrência e, por conseguinte, piorava os resultados oncológicos.

Até à data, numerosos trabalhos de investigadores demonstraram que a eliminação de defeitos após a excisão do cancro da pele e do melanoma não piora os resultados oncológicos, mas melhora-os.

Quando se planeiam cirurgias na área facial, **a decisão mais crucial é a escolha do método de cirurgia plástica**. É da maior importância prever antecipadamente o tamanho, a forma e a localização do defeito. **Além disso, é essencial considerar as caraterísticas da pele do retalho transferido e da área dadora, incluindo a presença ou ausência de pêlos, cor, pigmentação, etc**.

Além disso, a direção e o tamanho das dobras cutâneas naturais devem ser tidos em conta. A regra geral ao selecionar um método de enxerto de pele é identificar a abordagem que resultará no menor tempo possível para conseguir o encerramento completo da ferida da forma mais simples.

O advento dos modernos tratamentos oncológicos levou a um aumento significativo da esperança de vida dos **doentes com tumores da cabeça e do pescoço**. No entanto, esta melhoria da sobrevivência não é suficiente para satisfazer as necessidades dos doentes, que procuram agora **melhorar a sua reabilitação funcional, social e profissional**. Os defeitos estéticos podem ser tão angustiantes para os doentes como os defeitos maiores e as perturbações funcionais. Alguns doentes concentram a sua atenção no defeito facial existente, evitam a sociedade, perdem a capacidade de trabalhar e tornam-se frequentemente **indivíduos mentalmente instáveis**.

O principal objetivo da reconstrução estética é tentar maximizar o preenchimento das formações anatómicas em falta e incorporar o que é **visualmente "normal"**. Em particular, o **planeamento da cirurgia plástica no rosto é de grande importância**, uma vez que requer a determinação do tamanho, forma e localização de cada falha.

Além disso, deve ser desenvolvido um plano bem ponderado para a substituição não só dos revestimentos faciais externos, mas também (no caso de danos no nariz, lábios, bochechas e pálpebras) do seu revestimento interno. A utilização de complexos de tecidos vascularizados (principalmente pele), que correspondem à pele da face e do pescoço em termos de cor, textura, turgor, elasticidade e pilosidade, pode facilitar a obtenção de **resultados funcionais e**

estéticos favoráveis no encerramento de defeitos extensos da cabeça e do pescoço.

No domínio da cirurgia plástica, existem atualmente milhares de **variedades de retalhos e enxertos** em uso. Este facto levou à questão da criação de uma classificação breve e detalhada do material plástico. **Uma das classificações mais expeditas baseia-se na distinção entre os conceitos de "retalho" e "enxerto".**

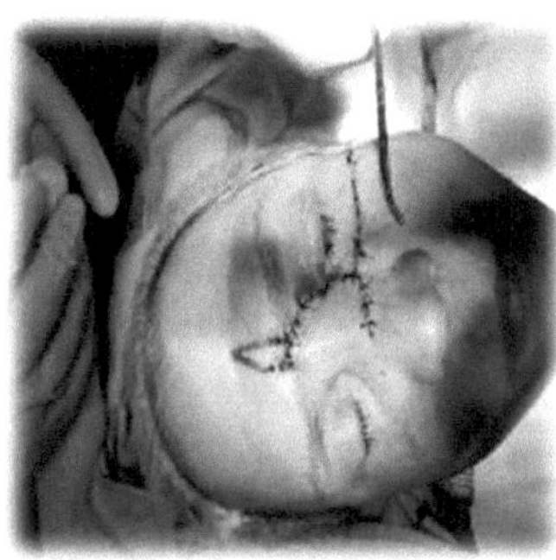

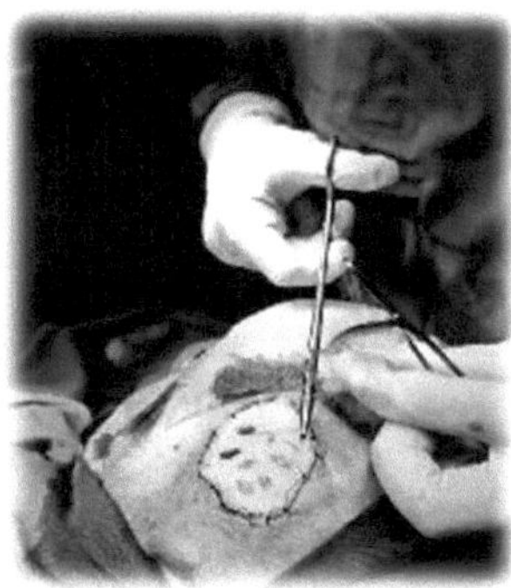

Um retalho é definido como um tecido vascularizado, e o enxerto do retalho na área recetora é suportado pela **circulação sanguínea intravascular**. O termo **"enxerto"** é utilizado para se referir a **tecido não irrigado por sangue**, e o enxerto é mantido pela imbibição plasmática de nutrientes. Na cirurgia de tumores da cabeça e do pescoço, os retalhos cutâneos sobre um pedículo de alimentação são os mais utilizados. Estão divididos em **três tipos principais**:

- Um retalho num único pedículo de alimentação;

- Um retalho em ponte sobre dois pedículos de alimentação;

- Um retalho de ilhéu, cujo pedículo de alimentação contém apenas a artéria e a veia cobertas de hipoderme e, se necessário, também o nervo sensitivo.

Um retalho cutâneo é viável se o número e o calibre dos vasos sanguíneos no pedículo de alimentação forem tais que possam suportar a circulação de todo o retalho cutâneo. A relação entre o comprimento e a largura de um retalho cutâneo é normalmente utilizada para determinar a sua viabilidade. Devido à presença de sistemas arteriais terminais, **o comprimento de um retalho cutâneo facial pode ser várias vezes superior à largura do pedículo de alimentação**, se a direção do retalho coincidir com o trajeto de um dos principais vasos de alimentação.

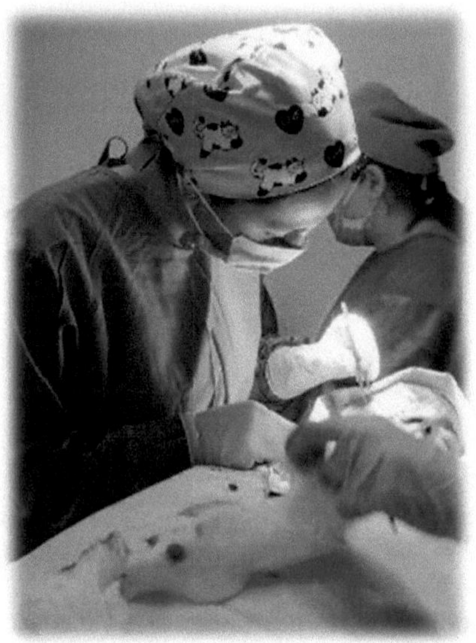

Os retalhos cutâneos no pedículo de alimentação são normalmente excisados acima da fáscia muscular, uma vez que esta abordagem **minimiza o risco de danos** na rede horizontal subcutânea de vasos sanguíneos e assegura um fornecimento fiável de sangue ao retalho. O passo inicial do procedimento é a preparação do leito percetual, que envolve a excisão do tumor. **Segue-se o corte do retalho de acordo com o plano cirúrgico desenvolvido**.

A elevação do retalho deve ser sempre iniciada a partir do **ponto mais distal do retalho e continuada na direção do pedículo de alimentação**. Uma vez iniciado o processo de elevação, é essencial identificar prontamente a camada necessária e proceder à sua dissecção com uma tesoura anatómica de forma semi-afiada e semi-contundente. Durante a fase de preparação, o retalho é mantido num ângulo de 45° na direção oposta ao curso do descolamento. **Durante a fase de preparação, o leito percetual e a ferida do dador são cobertos com tecidos humedecidos para evitar a hemorragia e a secagem.** A preparação deve ser terminada quando se obtém um retalho de tamanho adequado, permitindo uma transferência fácil para o leito percetual sem tensão indevida.

O retalho é fixado nas direcções principais com várias suturas com nós e, em seguida, os seus bordos são suturados aos bordos do leito recetor com uma sutura de uma fila. A ferida do dador é fechada por simples convergência dos bordos da ferida ou por **enxerto de pele livre**. A sutura é coberta com um penso assético. O enxerto de pele de espessura total é utilizado nos casos em que o enxerto deve cumprir requisitos mais elevados (estética ou mecanicamente).

A cirurgia plástica com um **enxerto de pele de espessura total** está indicada em defeitos da **testa, pálpebra inferior, dorso do nariz e lábios**. O enxerto é mais frequentemente retirado da **região atrás da orelha** para substituir defeitos da pele facial. Também é possível utilizar pele das zonas supraclavicular, inguinal e da superfície interna do ombro. Quando se efectua um enxerto de pele de espessura total, é feita uma incisão até ao bordo da derme. É colocado um suporte de ligaduras numa extremidade da área de pele delimitada.

Com o auxílio deste instrumento, a pele é esticada no dedo e, mesmo com movimentos do bisturi, é cuidadosamente descolada para que as **fibras gordurosas** permaneçam no leito materno. **Os restos do tecido adiposo são então meticulosamente separados da superfície do enxerto.** Em seguida, o enxerto é posicionado no leito percetivo, espalhado suavemente e fixado inicialmente com suturas de nó nas direcções primárias.

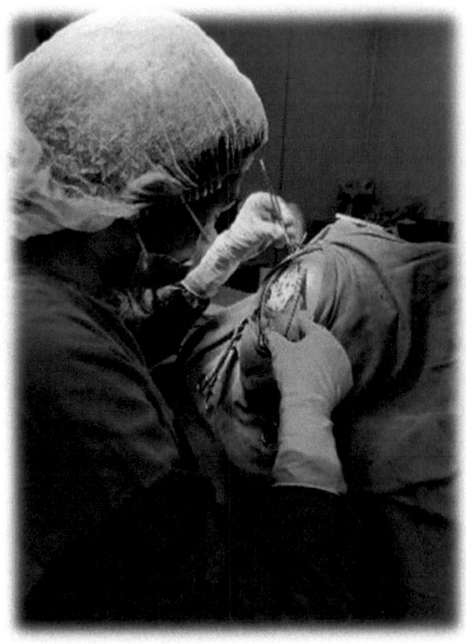

Segue-se a aplicação de suturas contínuas para fixar **todos os lados do enxerto**, assegurando o alinhamento exato dos bordos da ferida e das margens do enxerto. No caso de enxerto de pele livre com enxerto de pele dividido, o leito percetivo é inicialmente preparado e, em seguida, a espessura necessária do enxerto de pele é excisada com a ajuda de um dermátomo. O enxerto é então colocado no leito percetivo e fixado com uma única sutura.

Em seguida, o enxerto é meticulosamente endireitado e suturado com duas pinças com nós separados. Para **evitar a acumulação de sangue por baixo do enxerto**, este é previamente **perfurado** através da realização de várias incisões com um bisturi. Ao suturar o enxerto dividido, a agulha é introduzida primeiro pelo lado deste último. É aconselhável **fixar os enxertos maiores em vários locais** da base, para evitar a acumulação de secreções tecidulares e o descolamento do enxerto.

No caso de **feridas de grandes dimensões**, a zona é fechada com vários enxertos, que são cosidos com suturas contínuas, com o fundo da ferida na sutura. Aplica-se um penso de pomada de pressão no enxerto e a ferida do dador é fechada com um penso que contém óleo de espinheiro marítimo. Nos casos em que não é possível eliminar o defeito através da utilização de um retalho de pele de zonas vizinhas, o retalho do pedículo de alimentação é retirado de partes distantes do corpo.

Assim, uma **fina camada de tecido subcutâneo** na superfície medial do braço e na superfície palmar do antebraço permite a utilização bem sucedida da sua pele para substituir defeitos na face, de acordo com o método clássico italiano. Atualmente, porém, este método de cirurgia plástica não é muito utilizado devido aos inconvenientes consideráveis que acarreta para o doente (a posição forçada prolongada do braço) e para o cirurgião (a necessidade de uma operação em duas fases com um longo intervalo entre as fases).

As cirurgias plásticas que utilizam **anastomoses microvasculares** são tecnicamente complexas e compreendem quatro etapas distintas: preparação do leito recetor, formação do retalho e sua movimentação até o defeito, aplicação das anastomoses microvasculares e sutura da ferida doadora e das bordas do retalho.

O **planeamento da cirurgia plástica facial** é particularmente importante, porque é necessário determinar o tamanho, a forma e a localização de cada defeito, um plano bem pensado para a substituição não só da cobertura facial externa, mas (no caso de danos no nariz, lábios, bochechas) do seu revestimento interno. Neste caso, deve ter-se em conta que a **pele transplantada para a boca**, por exemplo, deve estar **livre de pêlos**, caso contrário crescerá para dentro da boca; deve prever-se que a pele utilizada para fechar os defeitos do rosto deve, se possível, ter as **mesmas caraterísticas que a pele circundante** e não deve sobressair acentuadamente como um remendo.

A regra fundamental da cirurgia plástica facial é remover o mínimo de pele possível. As feridas pequenas são fechadas simplesmente juntando os bordos. Se a ferida não puder ser fechada com tecido local devido ao tamanho do defeito, são utilizados vários métodos de enxerto de pele.

A dermoplastia é a forma mais antiga de cirurgia plástica. É mais frequentemente efectuada no rosto. O material necessário para a cirurgia plástica é retirado não só da área do defeito facial, mas também da superfície do tronco e das extremidades. Os retalhos de pele e a sua combinação com outros tecidos: membranas mucosas, ossos, cartilagem são utilizados para a cirurgia plástica da pele.

A cirurgia plástica dérmica do rosto é específica na medida em que é necessário não só cortar e deslocar vários retalhos, mas também **formar várias partes e estruturas do rosto a partir deles**. O **sucesso da cirurgia plástica** depende tanto do cumprimento exato do plano, da sua execução asséptica, como de uma técnica mais ou menos perfeita, da execução precisa de todos os pormenores da operação.

Além disso, o sucesso depende da execução correta das incisões, do corte preciso dos retalhos, da dissecção anatómica da pele, da paragem cuidadosa da hemorragia, da sutura perfeita e da observância de outros pormenores da técnica, cuja qualidade depende da experiência do cirurgião.

As **vantagens dos enxertos de pele livres** são uma operação numa só fase e um **período de tratamento** relativamente **curto**, sem necessidade de posicionamento forçado do corpo do doente, o que é frequentemente necessário para os enxertos de retalho. No entanto, é mais provável que o enxerto num mamilo resulte num bom resultado. **Se ambos os métodos forem possíveis, deve preferir-se o enxerto de pele livre.**

A **vantagem do enxerto de pele primário** no tratamento cirúrgico do cancro da cabeça e do pescoço é a **maior radicalidade da remoção do tumor**. Apenas a certeza de que a operação será radical é uma indicação para o enxerto de pele primário.

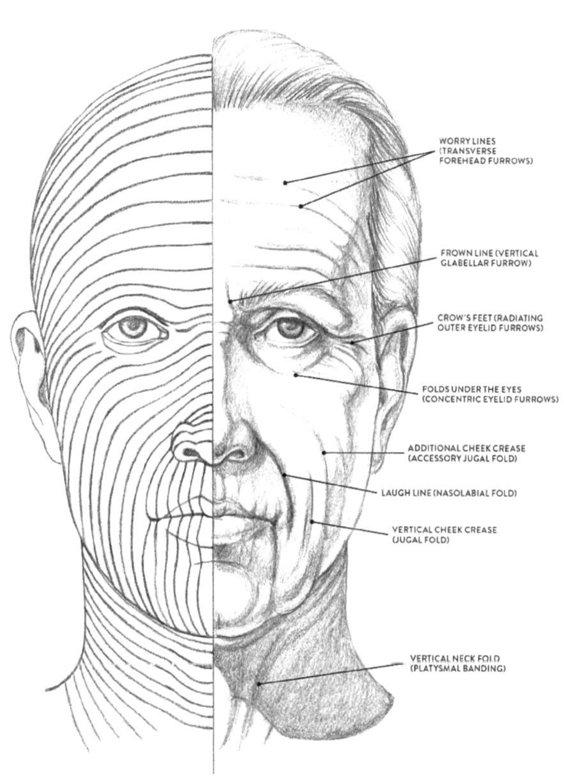

Em **crianças e adultos jovens**, as mais importantes são as **linhas de tensão da pele - as chamadas linhas de força**. Nas zonas da pele sujeitas a grandes movimentos, a incisão da pele deve ser feita numa **linha perpendicular à direção da contração muscular**. Se a incisão for **paralela**, o resultado será uma **cicatriz hipertrófica**.

Os movimentos musculares que esticam a pele têm um efeito negativo na formação da cicatriz e no processo de cicatrização da ferida. O efeito negativo no processo de cicatrização é mínimo se a linha de incisão for perpendicular à direção principal do movimento muscular.

Nos **idosos**, a pele do rosto e do pescoço apresenta um **grande número de dobras e rugas**, normalmente perpendiculares às linhas de força. **A pele enrugada** proporciona oportunidades adicionais para **"camuflar" a cicatriz pós-operatória** e permite a seleção de fontes de tecido adequadas para a colheita de retalhos.

A face e o pescoço podem ser divididos nas seguintes áreas: couro cabeludo, região frontal, região temporal, pálpebras, bochecha, nariz, lábios, queixo, orelha, pescoço. A descrição mais pormenorizada das técnicas cirúrgicas deve ser efectuada de acordo com as caraterísticas anatómicas e funcionais de cada zona.

Couro cabeludo

O encerramento primário de feridas após a excisão de tumores do couro cabeludo é **difícil** porque o couro cabeludo é muito difícil de esticar devido à sua grande espessura e baixa elasticidade. Recentemente, têm sido utilizadas **técnicas de dermotensão pré e intra-operatória** para fechar estas feridas. Outra saída é a utilização de diferentes tipos de retalhos.

Na excisão de neoplasias do couro cabeludo, a utilização de retalhos cutâneos locais é a mais adequada, pois permite preservar o crescimento do cabelo, o que é importante do ponto de vista estético. A excisão de **neoplasias até 1 cm de diâmetro** deve ser efectuada até à profundidade do periósteo, o que permite fechar a ferida com o mínimo de tensão. Para **defeitos maiores**, a pele circundante é excisada até ao nível da bainha do tendão e a ferida é fechada com um retalho deslizante ou rotativo. A pele é suturada com um agrafador para reduzir os danos nos folículos pilosos.

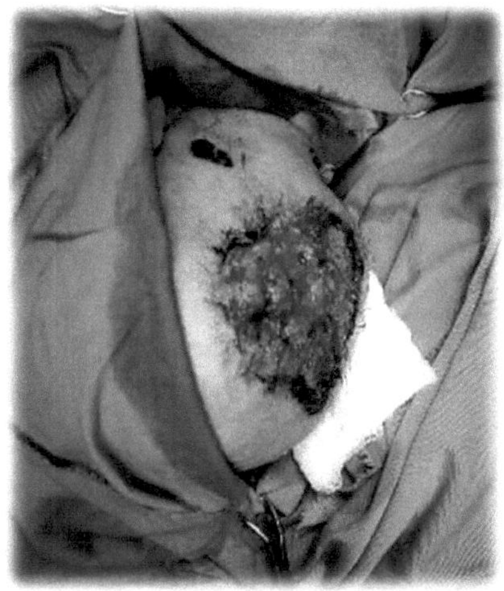

Os enxertos de pele livres são utilizados para **defeitos extensos** da abóbada craniana (aproximadamente metade ou mais da sua área) em doentes com um risco cirúrgico elevado. O enxerto de pele não sobreviverá se for transplantado para o osso exposto, pelo que é colocado um "revestimento" de tecido de granulação na área do defeito antes do enxerto de pele livre. Para tal, são efectuados furos de 3-4 mm de diâmetro (com cerca de 1 cm de distância) na lâmina externa da abóbada craniana, até à substância esponjosa do osso, utilizando uma broca.

São necessárias **3 a 4 semanas para que o tecido de granulação se forme**; o tecido de granulação fresco assegura um bom enxerto do enxerto de pele de espessura total ou dividida. Se o periósteo estiver preservado na maior parte do defeito após a remoção do tumor, o enxerto é colocado sobre este tecido vascularizado. No caso de defeitos extensos dos tecidos de cobertura do **couro cabeludo e da região parieto-occipital**, combinados com a ausência de periósteo ou de parte da placa cortical do osso, é razoável utilizar um enxerto de retalho inguinal livre.

A transferência rotativa de uma quantidade suficiente de tecido de outras partes do couro cabeludo é praticamente impossível no caso de grandes defeitos da região parieto-occipital e, ao utilizar pele dividida, é necessário remover a placa cortical externa até ao aparecimento de uma superfície uniformemente sangrenta, caso contrário a pele não cicatrizará.

A operação para remover a placa cortical é longa e traumática e, após o enxerto de pele, forma-se uma fina camada epitelial que se danifica facilmente. Se houver sutura dos ossos que cobrem o crânio e dura-máter exposta, as desvantagens dos enxertos de pele dividida são ainda mais óbvias. **Apenas os retalhos com circulação axial podem fechar estes defeitos de forma fiável.**

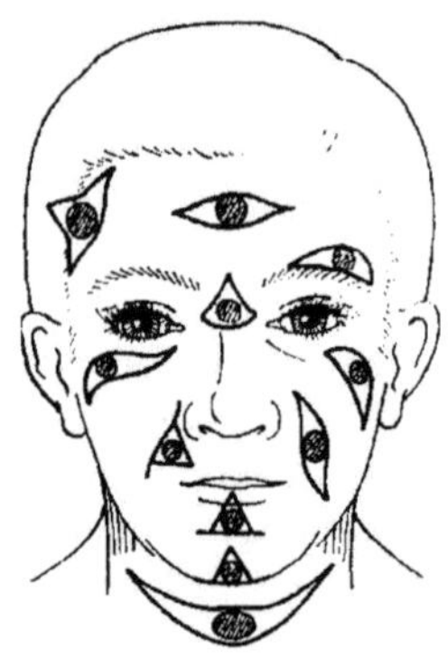

Testa

Tal como acontece com o crânio, **os defeitos cutâneos grandes na testa** são difíceis de fechar simplesmente juntando os bordos da ferida. No entanto, devido às muitas pregas naturais da testa, **os pequenos defeitos cutâneos nesta área podem ser reparados com bons resultados estéticos**. Além disso, os defeitos na área da testa **são idealmente fechados com enxertos de pele** porque a pele da testa tem uma mobilidade relativamente limitada, especialmente nas áreas laterais, pelo que as diferenças estruturais entre a pele dadora e a recetora são menos óbvias do que noutras áreas da face.

Ao planear enxertos de pele locais, deve ser tida em conta a direção das dobras cutâneas naturais e a **presença da linha de crescimento do cabelo. Os retalhos em forma de V-Y, H, U ou um retalho rotativo** são mais frequentemente utilizados para corrigir defeitos cutâneos na zona da testa.

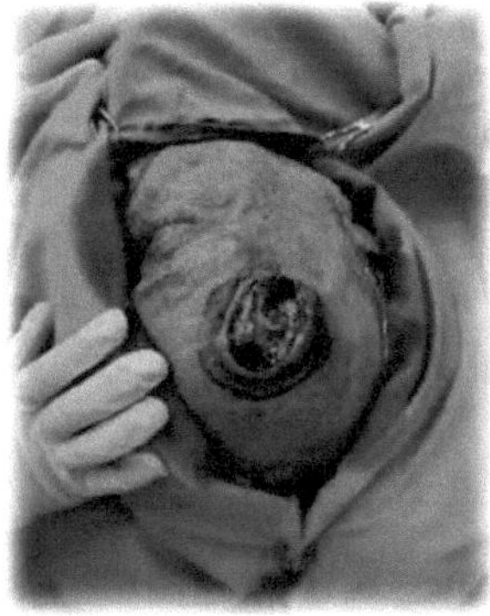
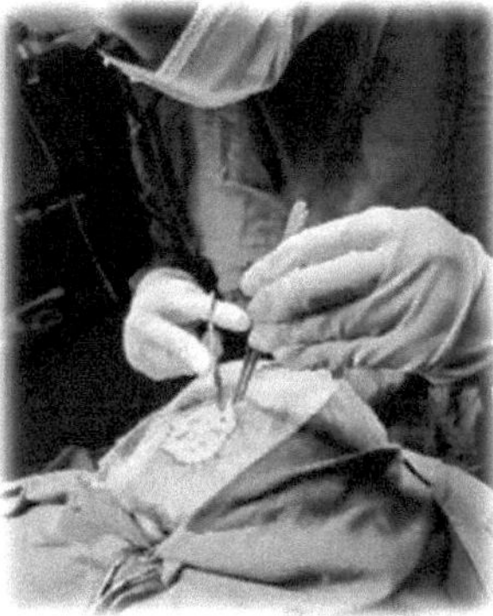

Se a pele da testa for esticada para fechar a ferida depois de terem sido criados retalhos cutâneos rotativos, isto pode resultar numa **elevação forçada das sobrancelhas** ou no aparecimento de **assimetria facial**.

Ao preparar o tecido da testa, deve ter-se em conta o trajeto das **artérias frontal e temporal**. Na parte lateral da testa, deve ter-se o cuidado de não danificar o **ramo temporal do nervo facial**. Na parte central da testa, os **nervos glabelar e supraorbital** devem ser preservados, se possível.

Região temporal

A **pele na região temporal** encontra-se diretamente sobre a fáscia do músculo temporal, é relativamente **móvel e facilmente esticada**. Por conseguinte, os defeitos extensos nesta área podem normalmente ser facilmente fechados com um **retalho** deslizante, rotativo ou **em V-Y**.

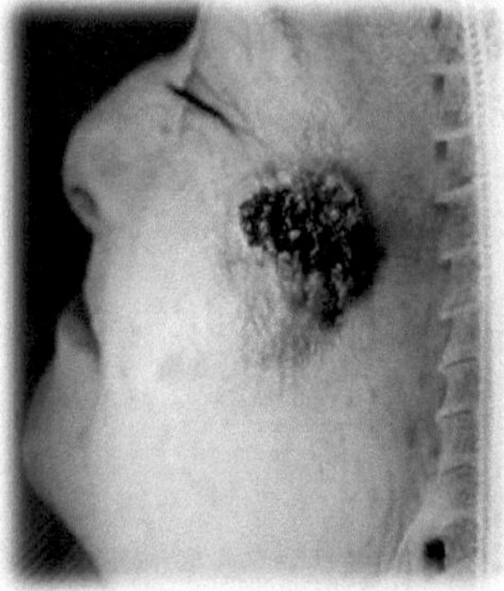

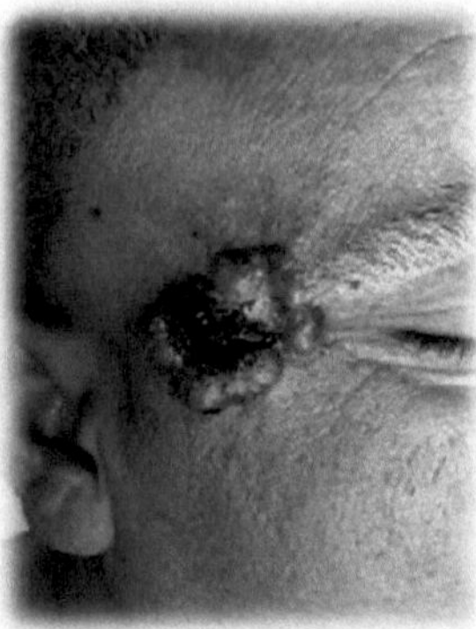

Devem ser evitados danos no **ramo temporal do nervo facial**. A área temporal é bem suprida de sangue, pelo que normalmente não há problemas com o enxerto do retalho. Se o **defeito resultante for demasiado grande** para ser reconstruído com um retalho local, está indicado um **enxerto de pele livre de espessura total ou dividida**.

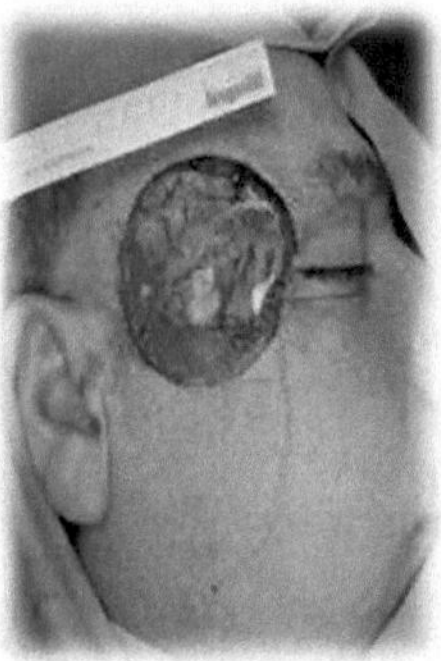

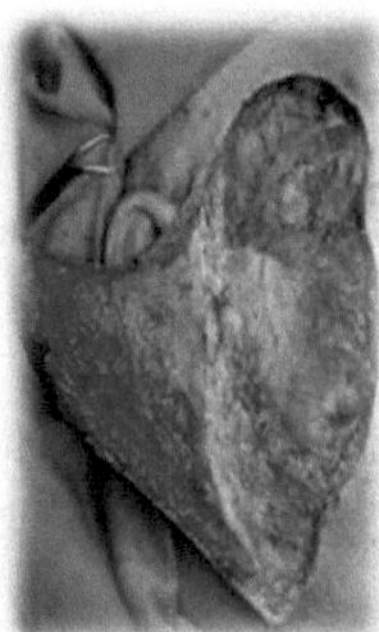

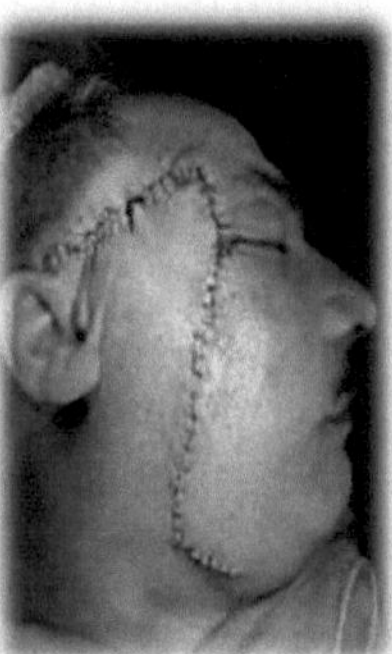

Pálpebras

As pálpebras estão subdivididas em camadas que diferem na natureza do tecido de cobertura. Seguem-se as **regras básicas para as cirurgias das pálpebras**:

1. Após a intervenção, as pálpebras devem permitir o fecho da fenda ocular.

2. Os bordos da pálpebra após a sua ressecção devem ser cuidadosamente justapostos.

3. É necessário esforçar-se por preservar os canais de saída das glândulas lacrimais para evitar o lacrimejo após a cirurgia.

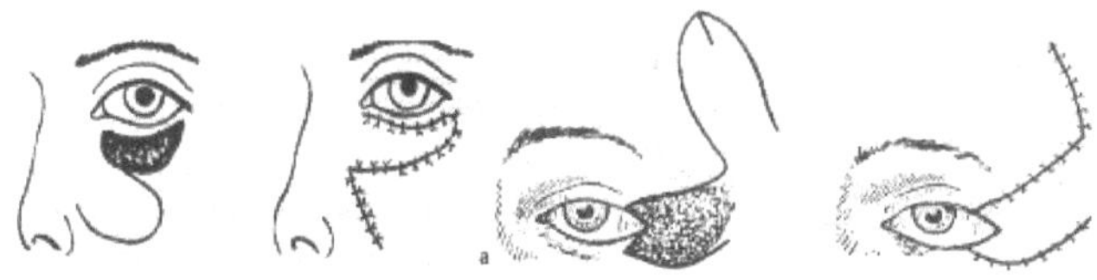

Devido à boa mobilidade da **pele da pálpebra superior**, o encerramento de defeitos da pálpebra inferior com um **retalho de pele rotativo** da pálpebra superior do mesmo lado é um procedimento amplamente utilizado. No entanto, mesmo uma pequena tensão da pele na **área da pálpebra inferior pode levar à sua ejeção (ectrópio)**. **A formação de cicatrizes pós-operatórias** também pode levar ao ectrópio algum tempo após a operação.

Se o tumor estiver localizado na área da margem da pálpebra, está indicada a ressecção em cunha. **Defeitos de até um terço do comprimento da pálpebra podem ser fechados pela simples convergência das bordas da ferida.** Nestes casos, é necessário comparar com exatidão os bordos ciliares da pálpebra.

Em **casos mais extensos**, uma **plastia em V-Y** pode ser uma opção. Em casos de defeitos extensos da pálpebra inferior, a plastia com retalhos de pele-gordura deslizantes e rotacionais pode ser possível. **Pode ser utilizado um retalho romboidal da pele da bochecha.** No caso de defeitos extensos da pálpebra, a pele livre pode ser colhida da região cervical posterior ou da área supraclavicular. No entanto, esta abordagem está associada a uma **elevada incidência de** eversão **da pálpebra inferior** devido à sutura direta da pele do retalho à conjuntiva, que é uma estrutura mais fina e mais elástica.

A **remoção cirúrgica de tumores** que cresceram através de toda a espessura da pálpebra é um procedimento desafiante, particularmente quando se tenta obter um fecho completo do defeito. **Uma técnica de cirurgia plástica para defeitos subtotais da**

pálpebra inferior foi descrita por J. Shah em 2003. Este método envolve o encerramento do defeito da pálpebra inferior com um retalho de pele-gordura da região parótida e temporal, segundo Mustarde, rodado sobre a zona do defeito.

Uma desvantagem deste método é que a pele do retalho é suturada diretamente à conjuntiva da pálpebra inferior, que é muito fina e móvel. Isto faz com que a pálpebra fique evertida. Além disso, este método de plastia não permite a presença de pestanas no bordo do retalho de pele, o que constitui uma desvantagem estética.

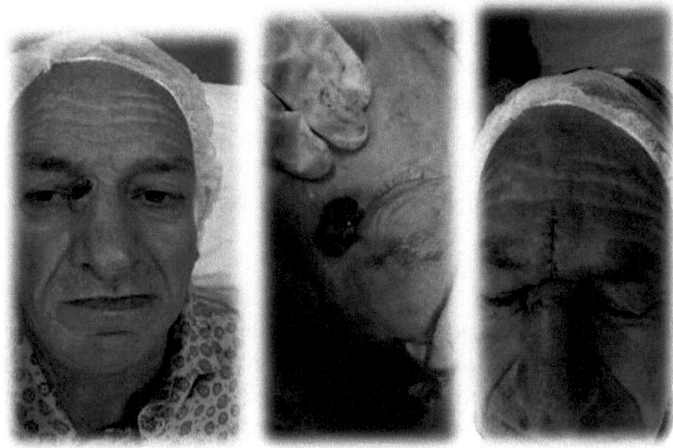

A fim de melhorar os resultados funcionais e estéticos da reconstrução nos defeitos passantes da pálpebra inferior, é proposto um método de plastia da pálpebra inferior com um **enxerto livre de camada completa da pálpebra inferior** do lado oposto.

A operação é efectuada sob anestesia endotraqueal. O tumor da pálpebra inferior é excisado através da ressecção da maior parte da pálpebra inferior na sua totalidade (apenas são preservadas secções da pálpebra inferior ao longo dos bordos com um comprimento até 5-6 mm). A hemostase dos bordos da ferida é então efectuada por eletrocoagulação. Os bordos da ferida são então tratados por eletrocoagulação. Em seguida, procede-se à excisão de uma secção em forma de cunha da parte central da pálpebra inferior do olho saudável. O comprimento do bordo ciliar do enxerto livre é de 1,2 cm, e a altura do enxerto corresponde à altura do defeito após a excisão do tumor. O enxerto é então colocado na área do defeito e fixado aos bordos da ferida com a ajuda de suturas.

Isto é feito combinando primeiro os bordos intermarginais da área recetora e o enxerto de ambos os lados, de forma a que as linhas de crescimento das pestanas coincidam exatamente. São então aplicadas suturas submucosas e cutâneas. Por fim, a ferida do dador é suturada, juntando os bordos da ferida. Os fios de sutura que fixam os bordos ciliares das superfícies da ferida são fixados à pele com um gesso para evitar a irritação da córnea. **Um mês após a operação, observa-se um enxerto completo do enxerto com preservação parcial das pestanas e um bom efeito cosmético.**

As **vantagens** do método proposto são a **operação numa só fase e a possibilidade de recriar o bordo da pálpebra com pestanas**. Em contraste com as técnicas alternativas para a plastia da pálpebra inferior, o método proposto é mais fisiológico, uma vez que o defeito é preenchido com um **enxerto que é semelhante em estrutura anatómica e cor**. A aparência e a função de um olho saudável não são afectadas.

Nariz

Na **rinoplastia**, deve ser dada especial atenção não só ao perfil do nariz, mas **também à simetria do nariz e das narinas**, uma vez que mesmo um ligeiro desvio para um lado ou para o outro causa **uma perturbação estética significativa e pode levar a problemas de respiração nasal**. Muitas vezes, os defeitos mais pequenos do nariz externo são dolorosamente percepcionados pelos doentes, uma vez que **o nariz é a parte central e mais visível** do rosto.

No **tratamento cirúrgico dos tumores malignos da pele do nariz**, os problemas da cirurgia plástica da pele são resolvidos individualmente para cada doente. No caso de **tumores pequenos** (até 1 cm de diâmetro), é utilizada a plastia de tecido local (separação da pele circundante). No caso de **tumores maiores** (até 2-3 cm de diâmetro), são utilizados **diferentes tipos de retalhos locais de pele e gordura** para fechar o defeito, dependendo da localização do processo, por exemplo, no caso de neoplasias da pele da raiz nasal, é mais frequentemente utilizado um retalho deslizante da testa ou um retalho em forma de U da pele da glabela.

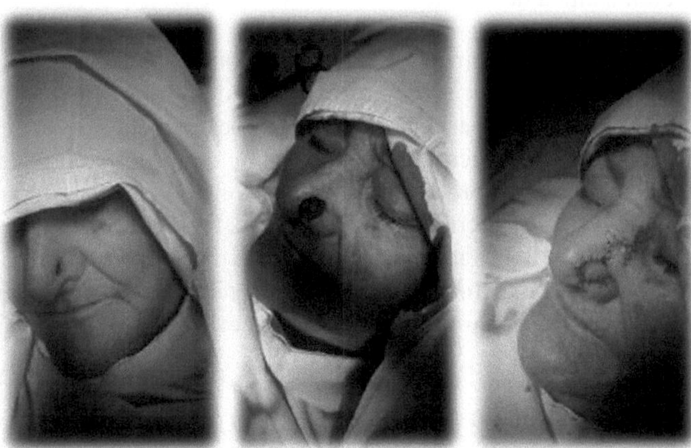

Se o tumor estiver localizado na região da **raiz nasal com uma transição para o canto interno do olho**, são possíveis vários métodos de reconstrução. Uma técnica bem conhecida consiste em substituir o defeito na pele da raiz nasal por um **retalho de transposição simples da pele da testa**. Neste método, o defeito é fechado com um retalho arredondado de pele e gordura retirado da parte média da testa e rodado para a área do defeito.

A **desvantagem** deste método é que, após a operação, fica uma cicatriz vertical na área doadora, perpendicular às linhas da testa, o que piora o **resultado estético**. Além disso, **a pele da testa é muito mais espessa** do que a pele da raiz nasal e do canto interno do olho, o que faz com que o retalho rodado inche na área recetora após o transplante, o que também é uma desvantagem estética.

O método mais próximo na sua essência técnica é o método em que um defeito arredondado dos tecidos moles da raiz nasal e do ângulo medial do olho é fechado com um retalho cutâneo deslizante sobre um pedículo de gordura subcutânea retirado da região frontal. Este **retalho tem uma forma triangular**, com a sua base formada pelo bordo do defeito cutâneo da raiz nasal e o seu vértice localizado

2-3 cm acima do nível do arco supraorbital, perto da linha média da testa.

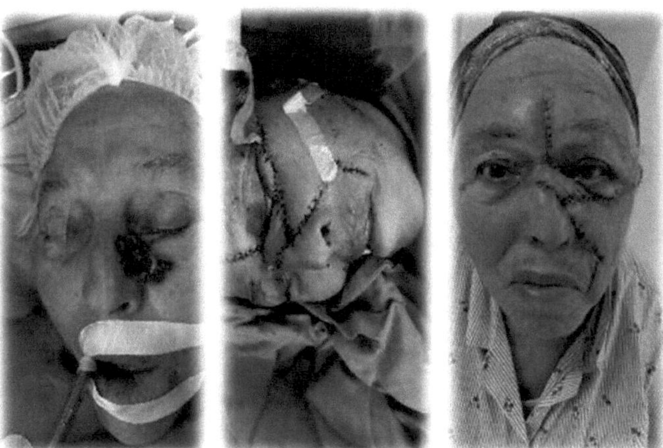

Após a mobilização dos bordos da pele do retalho triangular, este é deslocado para baixo pelo diâmetro do defeito devido à mobilidade do tecido adiposo subcutâneo preservado na base do retalho, que o nutre. O retalho é suturado ao defeito com suturas cutâneas e a área dadora é fechada através da simples aproximação dos bordos da ferida.

Se o tumor estiver localizado na **pele do dorso, da vertente ou da asa do nariz**, o método ideal de reconstrução é a **cirurgia plástica com um retalho rotacional da bochecha**. Neste caso, um retalho triangular de pele e gordura é cortado da pele da bochecha no lado correspondente, de acordo com a marcação preliminar, com o eixo a coincidir com a direção da prega nasolabial. Após a mobilização, o retalho é desbastado, rodado para a área do defeito e suturado com pontos de pele.

Devido à boa mobilidade da pele da bochecha e à presença do sulco nasolabial natural, permanece uma cicatriz discreta após a sutura da ferida do dador. As possíveis complicações deste método de plastia incluem a **necrose marginal do retalho e uma desvantagem estética associada ao abaulamento excessivo do retalho**, se este não for suficientemente fino. A deiscência da ferida pós-operatória é extremamente rara com este procedimento.

Nos tumores da rampa nasal, a cirurgia plástica com um retalho deslizante da bochecha tem um bom efeito. Uma particularidade da estrutura anatómica da **ponta do nariz** é o facto de a pele nesta zona ser **imóvel e** estar **fortemente fundida à cartilagem subjacente**, pelo que a sutura direta do defeito da ponta do nariz através do corte da pele circundante é impossível.

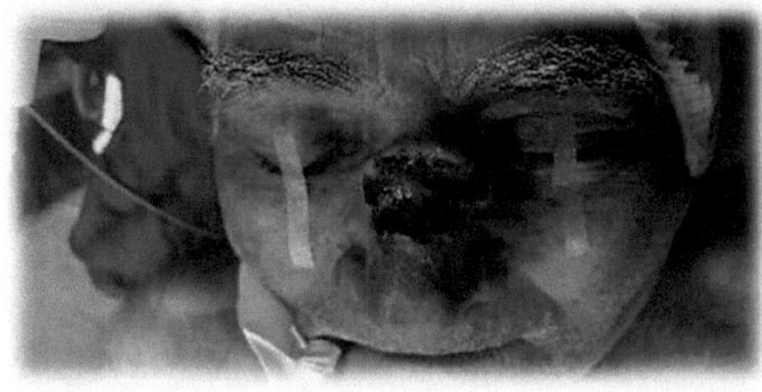

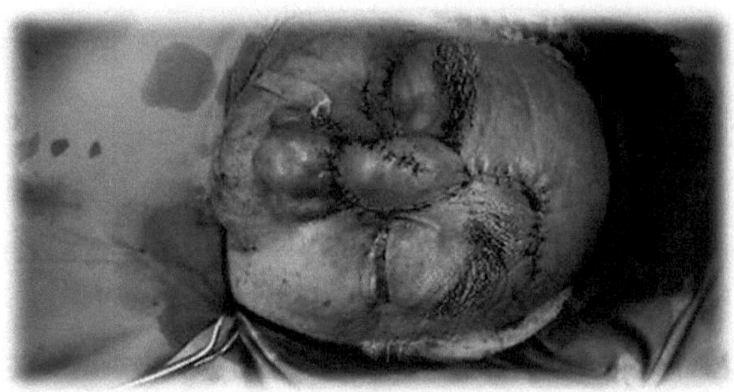

Neste caso, é utilizado um **retalho em U deslizante da glabela** ou um enxerto de pele de espessura total. Este último é **preferencialmente retirado de trás da orelha ou da região supraclavicular**, onde a pele é suficientemente móvel e tem uma espessura próxima da pele da ponta do nariz. A hemorragia pós-operatória e a nutrição inadequada do retalho conduzem frequentemente à sua necrose. Em caso de **cicatrização excessiva ou de pigmentação do retalho**, pode ser utilizada uma dermoabrasão ligeira para corrigir o contorno e a cor.

A substituição de um **defeito penetrante na asa nasal após a remoção de um tumor maligno** que cresce através de toda a espessura da asa é um procedimento cirúrgico complexo. Com o objetivo de melhorar os resultados funcionais e estéticos da reconstrução de defeitos penetrantes da asa nasal, foi proposto um método de plastia.

O método proposto é o seguinte: após a excisão do tumor da asa nasal, é criado um retalho triangular longo de pele e gordura da bochecha no lado da face correspondente ao tumor. A base do triângulo, com cerca de 1,5-2 cm de largura, situa-se na zona da inclinação nasal, o vértice - 1 cm acima do canto da boca, o meio do triângulo corre ao longo da prega nasolabial do lado correspondente. O retalho é desbastado **através da remoção do excesso de tecido adiposo**, virado para dentro, a parte distal do retalho é inserida no vestíbulo nasal, a pele do retalho é suturada à membrana mucosa do vestíbulo nasal, formando o revestimento interno do vestíbulo nasal; a pele da parte proximal do retalho de um lado é suturada à pele da superfície externa da asa nasal.

É transplantado um **enxerto de cartilagem do pavilhão auricular** para criar uma estrutura rígida da narina entre o revestimento externo e interno. Para obter este enxerto, é efectuada uma incisão cutânea na parte posterior do pavilhão auricular, ao nível do pavilhão auricular. Os retalhos cutâneos são descolados, a área cartilaginosa correspondente em tamanho e forma ao defeito da asa nasal é isolada e excisada, preservando a pele da superfície anterior do pavilhão auricular. **O enxerto é colocado entre o revestimento externo e interno da asa nasal recém-formada e o outro lado da parte proximal do retalho é suturado à asa nasal.** Após a mobilização dos bordos, a ferida da bochecha do dador é suturada com um dreno de borracha.

A ferida na parte posterior do pavilhão auricular é igualmente suturada. Através do transplante de um enxerto de cartilagem entre o revestimento exterior e interior da asa nasal, é criada uma estrutura rígida da narina, de modo a que a asa nasal não sobressaia para dentro durante a **inalação e a respiração nasal não seja obstruída**. No caso de cancro de pele generalizado do nariz externo, quando após a remoção radical do tumor existe um defeito total do nariz externo, as indicações para a substituição devem ser determinadas de forma diferente.

No caso de um processo tumoral que não se espalhou para os seios maxilares e para as células do labirinto em grelha, se houver confiança na ablasticidade da operação, é aconselhável a substituição primária do defeito por um retalho de pele e gordura da testa. **Esta técnica (método indiano) é bem conhecida.** Se o tumor se tiver espalhado para os seios paranasais e for realizada uma cirurgia destrutiva extensa, a substituição do defeito numa só fase é inadequada porque, em primeiro lugar, mesmo com a remoção ablativa do tumor, a possibilidade de recorrência nos tecidos subjacentes não está excluída; em segundo lugar, a ressecção electrocirúrgica do órgão realizada nestes casos leva ao sequestro de áreas ósseas, o que provoca processos inflamatórios sob o enxerto e a subsequente deformação do órgão formado. **A melhor solução neste caso é a utilização de exopróteses.**

Lábios

Os lábios superior e inferior são considerados como uma unidade anatómica. Ao operar na zona dos lábios, é imperativo **evitar tensionar os cantos da boca**, uma vez que isso conduz inevitavelmente a deformações, assimetrias labiais e piora significativamente o resultado estético. A região dos lábios é delimitada pelo nariz, pelos sulcos nasolabiais e pela linha da mandíbula. **Estas linhas podem ser utilizadas com o objetivo de disfarçar cicatrizes pós-operatórias.**

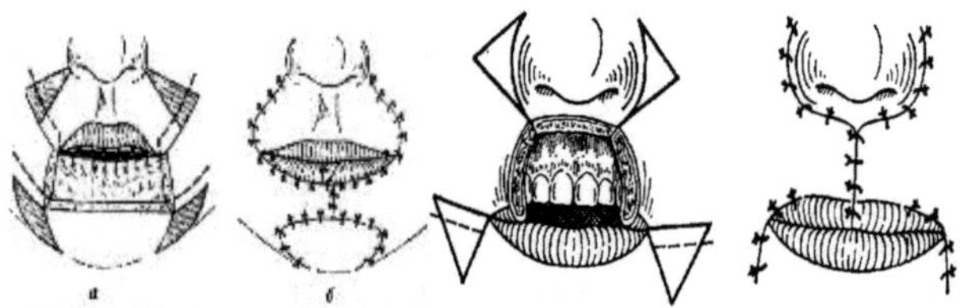

Para **evitar o estreitamento** da fenda bucal, não é aconselhável efetuar o encerramento simples da ferida, aproximando os bordos da ferida em defeitos superiores a um terço do lábio superior ou inferior.

O encerramento cirúrgico dos defeitos labiais é efectuado com três filas distintas de suturas: mucosa, muscular e dérmica.

As suturas da mucosa são feitas de um material absorvível. Em casos de defeitos labiais extensos, podem ser utilizados retalhos locais como técnica cirúrgica. A utilização de plastia de pele livre em defeitos labiais é geralmente desaconselhada devido à elevada mobilidade da área operada, o que resulta frequentemente em resultados desfavoráveis.

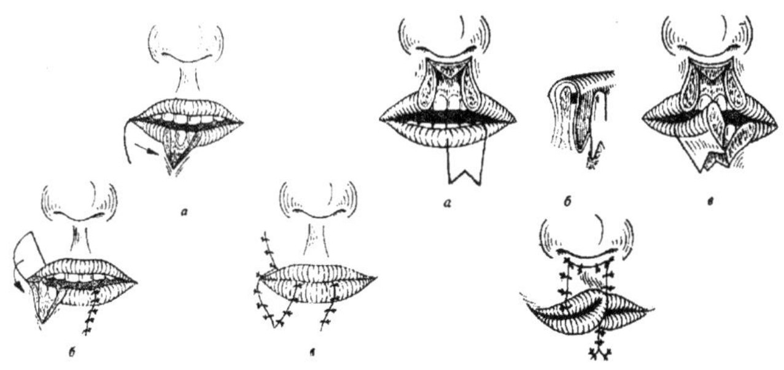

Foi descrita uma infinidade de técnicas de reconstrução para defeitos labiais, muitas das quais resultam em comprometimento funcional significativo. No caso de **neoplasias da pele do lábio com um diâmetro até 3 cm**, a excisão com reconstrução utilizando um **retalho deslizante de pele e gordura da bochecha** é o procedimento recomendado.

No caso de o **tumor se situar ao longo do bordo vermelho do lábio**, é efectuada uma **ressecção em forma de cunha ou uma ressecção trapezoidal do lábio com plastia de Blokhin**. No caso da ressecção em cunha ou trapezoidal, é da maior importância comparar meticulosamente os bordos do bordo vermelho do lábio. Pode ser utilizado um marcador para este efeito, uma vez que o aumento da perfusão tecidular e o trauma cirúrgico podem dificultar a identificação do bordo vermelho.

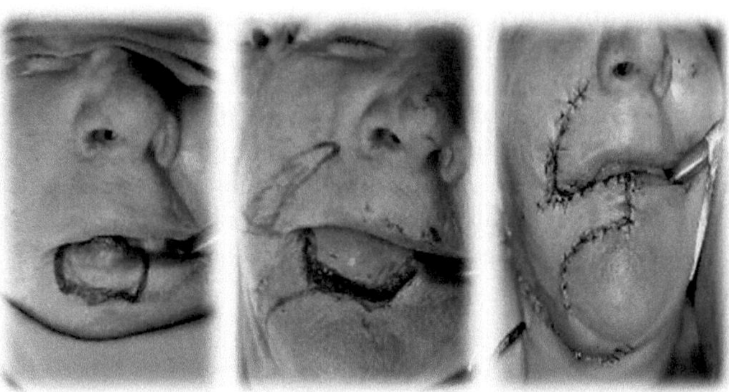

A técnica de ressecção trapezoidal do lábio com plastia, de acordo com N. N. Blokhin, envolve a excisão de uma área trapezoidal do lábio inferior, a 1-1,5 cm do bordo do tumor, após hemostasia cuidadosa. Segue-se a formação de retalhos a partir dos fragmentos laterais do lábio inferior, utilizando incisões horizontais adicionais. Devido à sua grande mobilidade, os retalhos são facilmente justapostos e são suturados com **três filas de suturas**: submucosa, muscular e cutânea.

No caso de ausência completa do lábio inferior após a remoção de um tumor generalizado, é possível efetuar a reconstrução do lábio de acordo com a **técnica de Bruns**. Esta consiste na formação de **retalhos rectangulares** de **camada completa (pele-músculo-mucosa)** a partir das bochechas direita e esquerda, que são rodados para o interior e suturados camada a camada, **formando assim um novo lábio inferior**.

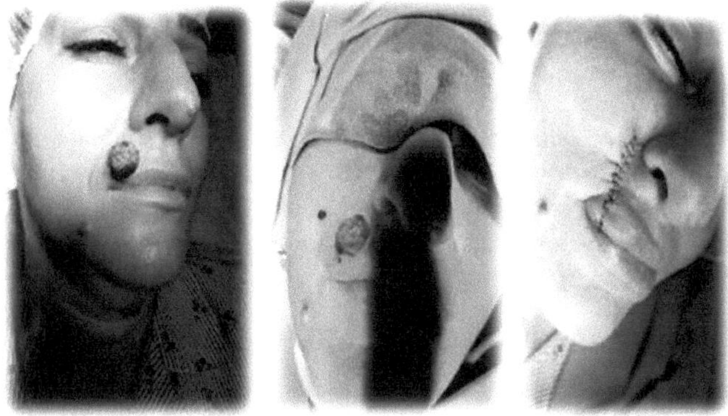

Uma desvantagem deste procedimento é o facto de o músculo circular da boca estar ausente no lábio recém-formado, o que pode causar **dificuldades ao comer**. No caso de neoplasias pré-cancerosas e de cancro in situ do bordo vermelho, é efectuada uma ressecção horizontal. Para reconstruir o bordo vermelho, a mucosa adjacente é mobilizada, deslocada para a frente, colocada sobre o defeito do bordo vermelho e suturada.

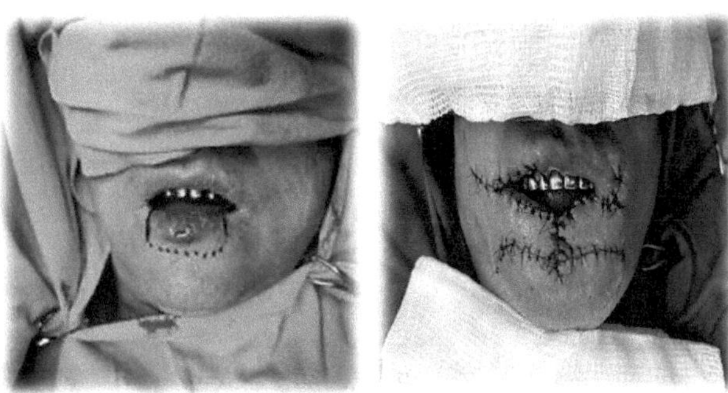

Bochecha

A **zona da bochecha é uma grande região da face** que, devido à sua elevada elasticidade, pode ser esticada quatro vezes, permitindo o encerramento de defeitos significativos nesta zona com um retalho em V-U deslizante. Duas estruturas nesta área são particularmente susceptíveis de serem danificadas: o nervo facial e o canal de saída da glândula salivar parótida. No entanto, estas estruturas estão localizadas a uma profundidade considerável.

O uso de enxerto de pele livre na área da bochecha é frequentemente menos bem sucedido do que o uso de **vários tipos de retalhos**. No caso de defeitos extensos, como os resultantes de uma excisão tumoral extensa em doentes idosos, a utilização de enxertos de pele é o método de eleição, uma vez que o doente não pode tolerar uma intervenção mais complexa.

Em doentes com menos de 10 anos e com mais de 65 anos, os defeitos com um diâmetro de 1 cm ou 1,5-2 cm podem ser fechados com tecido local mobilizado. No caso de **defeitos maiores**, é utilizada uma variedade de **retalhos locais**. Quando se opera na zona da bochecha, é essencial evitar a tensão excessiva da pele, que pode resultar na deslocação do canto da boca ou na eversão da pálpebra inferior. Os retalhos mais comuns utilizados na zona da bochecha são **os retalhos deslizantes e rotativos**. Um retalho deslizante sobre uma perna de alimentação de gordura subcutânea é uma opção particularmente conveniente.

Devido ao **elevado grau de mobilidade** das fibras gordas na zona da bochecha, este retalho pode ser facilmente deslocado em qualquer direção.

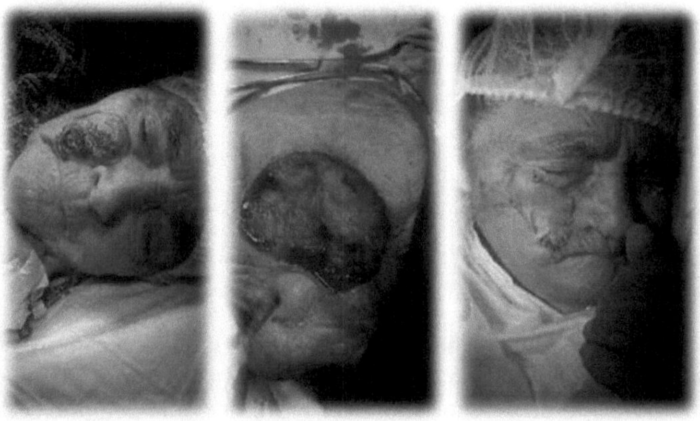

A zona do queixo apresenta um desafio particular devido à ligação direta dos músculos mímicos à pele. Esta ligação resulta numa maior complexidade e no potencial **aumento de hemorragia durante os procedimentos cirúrgicos** nesta zona anatómica.

No **caso de defeitos menores**, o encerramento é conseguido através da utilização de tecidos locais, o que **preserva os contornos naturais da face**. No caso de a cicatriz pós-operatória se situar numa orientação vertical, descendo a partir do lábio inferior, a sua conspicuidade é ampliada pelo facto de a sua direção ser perpendicular à prega horizontal natural do queixo.

Em casos de **defeitos extensos**, está indicado o uso de **retalhos deslizantes e rotacionais** do pescoço, bem como retalhos sobre um pedículo subcutâneo. É imperativo evitar a tensão excessiva durante a sutura da pele na zona do queixo, de modo a **evitar a eversão do lábio inferior**.

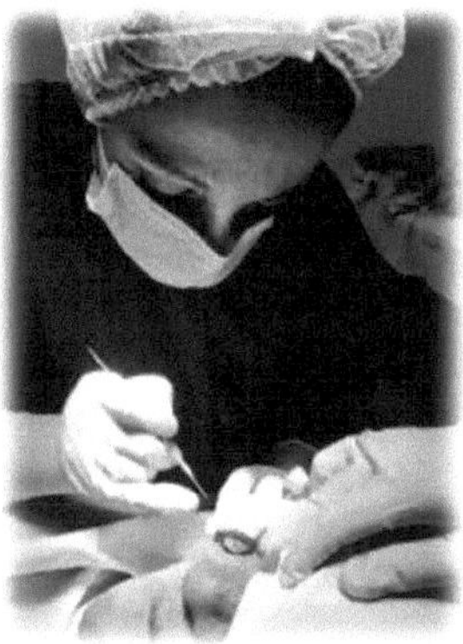

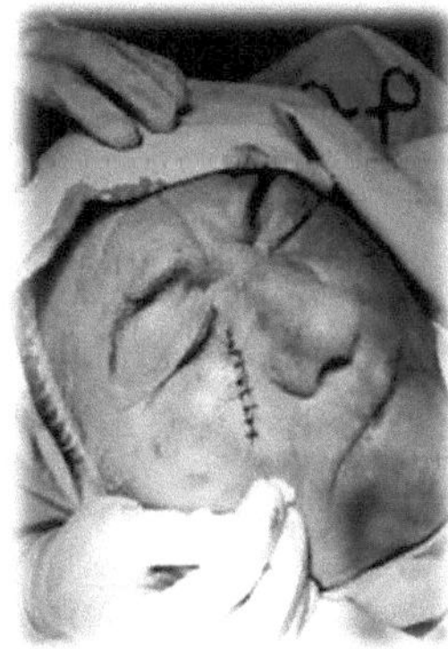

Orelha

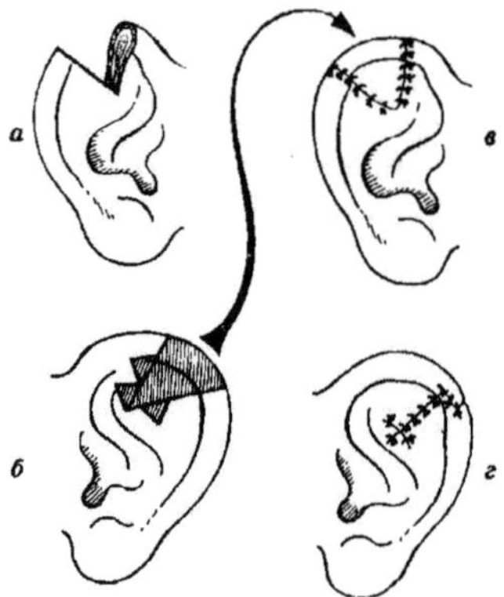

O ouvido externo é composto por uma estrutura anatómica complexa, constituída por cartilagem e pele. A maioria dos procedimentos cirúrgicos no ouvido externo requer a utilização de **técnicas reconstrutivas.**

O encerramento local dos tecidos só é possível em **excisões muito pequenas** do pavilhão auricular. No caso de neoplasias localizadas no bordo do turbilhão e que não excedam um terço do seu comprimento, a ressecção em cunha do pavilhão auricular é uma opção viável, uma vez que não resulta em defeitos estéticos significativos (com exceção de uma ligeira viragem do pavilhão auricular para a frente). **No caso de ser necessário ressecar um fragmento maior do pavilhão auricular, pode ser utilizado um retalho em W-U ou uma operação de Trendelenburg.**

Os defeitos da pele e da cartilagem da face anterior do pavilhão auricular podem ser fechados com plastia livre da pele, bem como com um **retalho rotacional** retirado da pele da região atrás da orelha. Neste último caso, é utilizado um **retalho transauricular** sobre um pedículo. O passo inicial é transferir o retalho de pele da região auricular para a face anterior do pavilhão auricular através de uma transecção na área de fixação da sua borda posterior e suturá-lo às bordas do defeito.

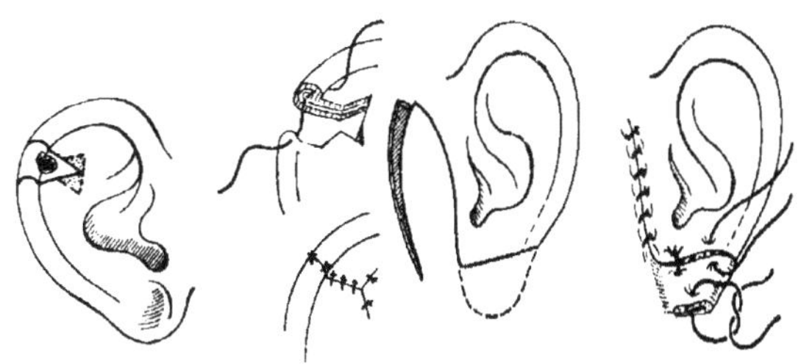

Após o enxerto do retalho num período de duas semanas, a segunda fase da operação envolve a dissecção do pedículo de alimentação e a sutura do defeito no pavilhão auricular. Uma vantagem do retalho atrás da orelha é o facto de a pele nesta zona ser bem móvel, o que permite deixar uma cicatriz mais pequena após o fecho da ferida do dador.

No caso de um **defeito importante da pele da região auricular posterior**, um retalho bicúspide do pescoço pode ser utilizado como medida corretiva. Na maioria dos casos, os defeitos resultantes da doença da cabra são tratados com um retalho de transposição sobre um pedículo da região retroauricular.

Pescoço

A **pele das superfícies anterior e posterior do pescoço** é notavelmente móvel, facilitando a utilização de tecidos locais na plastia. No entanto, quando se efectua a reparação de defeitos extensos, é imperativo evitar criar tensão nos tecidos circundantes, uma vez que isso pode resultar numa diminuição da mobilidade da cabeça.

A **elevada mobilidade da pele do pescoço** facilita a realização de plastias com tecido local ou a utilização de **retalhos deslizantes**, que são procedimentos tipicamente simples. É de notar que as linhas de força no pescoço são predominantemente horizontais. Em certos casos, os defeitos extensos e profundos da pele e dos tecidos moles do pescoço podem exigir a utilização de múltiplas técnicas cirúrgicas para conseguir uma reconstrução óptima.

Nos casos em que um **tumor recorrente tenha sido removido após radioterapia radical**, pode ser utilizado um retalho cutâneo e muscular peitoral com circulação sanguínea axial, derivado da artéria toraco-acromial, para tratar distúrbios do tecido trófico e grandes defeitos.

No caso de defeitos significativos do esqueleto facial e dos tecidos moles, a reconstrução microcirúrgica com retalhos de tecidos complexos é indicada para restaurar a aparência e a função.

Tratamento de feridas no pós-operatório

Atualmente, existem **inúmeras modalidades de tratamento de feridas pós-operatórias**. As opiniões expressas na literatura sobre este tópico são frequentemente contraditórias. Alguns autores recomendam **o tratamento de feridas abertas**, enquanto outros defendem o **tratamento fechado**.

Alguns recomendam a utilização de pomadas, enquanto outros desaconselham a sua utilização. É da responsabilidade de cada cirurgião selecionar o método mais eficaz de tratamento de feridas, tendo em conta as propriedades (como a capacidade de absorção, a função de proteção e as propriedades de imobilização) dos diferentes revestimentos de feridas.

Complicações pós-operatórias

Um **passo importante para evitar muitas complicações intra-operatórias** é escolher o modo de intervenção mais fácil para alcançar o resultado desejado. A causa das complicações intra-operatórias pode ser atribuída a uma **série de factores**, incluindo a inexperiência do cirurgião, a desatenção e a falta de instrumentos adequados.

As complicações mais comuns após a cirurgia para tumores de pele são as seguintes:

- Hemorragia durante o procedimento cirúrgico.

- Hemorragia pós-operatória.

- A formação de uma ferida infetada.

- Dissecção dos bordos da ferida.

- Danos nos nervos motores ou sensoriais.

- A cicatriz é de qualidade insatisfatória, apresentando cicatrizes hipertróficas ou formação de quelóides.

- O tumor pode recidivar.

É da maior importância distinguir entre um queloide e uma cicatriz hipertrófica. Um queloide é definido pela sua tendência para crescer para além dos limites da cicatriz pós-operatória, com os seus limites a ultrapassarem frequentemente a incisão original.

Conclusão

Atualmente, **o tratamento cirúrgico dos tumores malignos** do couro cabeludo e do pescoço representa um dos **principais métodos de tratamento**. A combinação da remoção radical do tumor com a reconstrução tecidular, conseguida através dos avanços da cirurgia plástica, tem conduzido a resultados funcionais e estéticos, particularmente no domínio da cirurgia facial e do pescoço. **Está disponível uma vasta gama de materiais plásticos para este fim, incluindo retalhos localizados de pele e gordura e complexos complexos de tecidos multicomponentes em vasos de alimentação.**

No tratamento do cancro da pele da cabeça e do pescoço, é essencial aderir ao seguinte princípio: o **cirurgião deve ser autorizado a remover tecidos na medida do necessário**, uma vez que os métodos modernos de cirurgia plástica permitem o encerramento de quase todos os defeitos, independentemente da sua localização, tamanho ou volume. O potencial da cirurgia reconstrutiva para prolongar a vida dos doentes com cancro da pele e melhorar a sua qualidade de vida é um benefício significativo desta abordagem.

Referências

1. Piipponen, M.; Riihilä, P.; Nissinen, L.; Kähäri, V.-M. O papel do p53 na progressão do carcinoma cutâneo de células escamosas. Cancros 2021, 13, 4507. https://doi.org/ 10.3390/cancers13184507

2. Principais estatísticas sobre os cancros da pele de células basais e escamosas. 2016; https:// www.cancer.org/cancer/basal-and-squamous-cell-skin-cancer/about/key statistics.html (31 de maio de 2018, data do último acesso).

3. Sreekantaswamy, S.; Endo, J.; Chen, A.; Butler, D.; Morrison, L.; Linos, E. Aging and the treatment of basal cell carcinoma. Clin. Dermatol. 2019, 37, 373-378

4. Gallagher, R.P.; Hill, G.B.; Bajdik, C.D.; Fincham, S.; Coldman, A.J.; McLean, D.I.; Threlfall, W.J. Sunlight exposure, pigmentary factors, and risk of nonmelanocytic skin cancer. I. Carcinoma basocelular. Arch. Dermatol. 1995, 131, 157-163.

5. Marzuka, A.G.; Book, S.E. Basal cell carcinoma: Pathogenesis, epidemiology, clinical features, diagnosis, histopathology, and management. Yale J. Biol. Med. 2015, 88, 167-179.

6. Kim, D.P.; Kus, K.J.B.; Ruiz, E. Basal Cell Carcinoma Review. Hematol./Oncol. Clin. N. Am. 2019, 33, 13-24.

7. Di Stefani, A.; Chimenti, S. Carcinoma basocelular: caraterísticas clínicas e patológicas. G. Ital. Dermatol. Venereol. 2015, 150, 385-391.

8. Lallas, A.; Apalla, Z.; Ioannides, D.; Argenziano, G.; Castagnetti, F.; Moscarella, E.; Longo, C.; Palmieri, T.; Ramundo, D.; Zalaudek, I. Dermoscopia no diagnóstico e tratamento do carcinoma basocelular. Future Oncol. 2015, 11, 2975-2984.

9. Moscarella, E.; Rabinovitz, H.; Oliviero, M.C.; Brown, L.; Longo, C.; Zalaudek, I.; Piana, S.; Farnetani, F.; Lallas, A.; Argenziano, G.; et al. O papel da microscopia confocal de reflectância como auxiliar no diagnóstico de tumores de colisão. Dermatologia (Basileia) 2013, 227, 109-117

10. Wolf, D.J.; Zitelli, J.A. Surgical margins for basal cell carcinoma (Margens cirúrgicas para carcinoma basocelular). Arch. Dermatol. 1987, 123, 340-344.

11. Codazzi, D.; van der Velden, J.; Carminati, M.; Bruschi, S.; Bocchiotti, M.A.; Di Serio, C.; Barberis, M.; Robotti, E. Margens

positivas em comparação com margens negativas num estudo retrospetivo de um único centro sobre 3957 excisões consecutivas de carcinomas basocelulares. Factores de risco associados e tratamento cirúrgico preferido. J. Plast. Surg. Hand Surg. 2014, 48, 38-43.

12. Rowe, D.E.; Carroll, R.J.; Day, C.L. A cirurgia de Mohs é o tratamento de eleição para o carcinoma basocelular recorrente (previamente tratado). J. Dermatol. Surg. Oncol. 1989, 15, 424-431.

13. van Loo, E.; Mosterd, K.; Krekels, G.A.M.; Roozeboom, M.H.; Ostertag, J.U.; Dirksen, C.D.; Steijlen, P.M.; Neumann, H.A.M.; Nelemans, P.J.; Kelleners-Smeets, N.W.J. Surgical excision versus Mohs' micrographic surgery for basal cell carcinoma of the face: Um ensaio clínico aleatório com 10 anos de seguimento. Eur. J. Cancer (Oxf. Engl.: 1990) 2014, 50, 3011-3020.

14. Walker, P.; Hill, D. Surgical treatment of basal cell carcinomas using standard postperative histological assessment (Tratamento cirúrgico de carcinomas basocelulares utilizando avaliação histológica pós-operatória padrão). Australas. J. Dermatol. 2006, 47, 1-12.

15. Bray F, Ferlay J, Soerjomataram I, et al. Estatísticas mundiais sobre o cancro 2018: Estimativas GLOBOCAN de incidência e mortalidade mundial para 36 cancros em 185 países. CA Cancer J Clin 2018;68:394-424.

16. Peris K, Fargnoli MC, Garbe C, Kaufmann R, Bastholt L, Seguin NB, et al. Diagnóstico e tratamento do carcinoma basocelular: diretrizes interdisciplinares baseadas em consensos europeus. Eur J Cancer 2019; 118: 10-34.

17. Holm A-S, Nissen CV, Wulf HC. O carcinoma basocelular é tão comum como a soma de todos os outros cancros: implicações para a capacidade de tratamento. Ata Derm Venereol 2016; 96: 505-509.

18. Williams HC, Bath-Hextall F, Ozolins M, Armstrong SJ, Colver GB, Perkins W, et al. Cirurgia versus 5% de imiquimod para carcinoma basocelular nodular e superficial: resultados de 5 anos do estudo controlado randomizado SINS. J Invest Dermatol 2017; 137: 614-619.

19. Farmer ER, Gonin R, Hanna MP: Discordância no diagnóstico histopatológico de melanoma e nevos melanocíticos entre patologistas especializados. Hum Pathol 27 (6): 528-31, 1996.

20. Balch CM, Gershenwald JE, Soong SJ, et al: Versão final do estadiamento e classificação do melanoma AJCC de 2009. J Clin Oncol 27 (36): 6199-206, 2009.
21. Rede do Atlas do Genoma do Cancro: Classificação genómica do melanoma cutâneo. Cell 161 (7): 1681-96, 2015.
22. Melanoma da pele. In: Amin MB, Edge SB, Greene FL, et al., eds: AJCC Cancer Staging Manual. 8ª ed. Springer; 2017, pp. 563-85.
23. Wong SL, Balch CM, Hurley P, et al: Sentinel lymph node biopsy for melanoma: American Society of Clinical Oncology and Society of Surgical Oncology joint clinical practice guideline. J Clin Oncol 30 (23): 2912-8, 2012.
24. Chan AD, Morton DL: Sentinel node detection in malignant melanoma. Recent Results Cancer Res 157: 161-77, 2000.
25. Veronesi U, Adamus J, Bandiera DC, et al: Delayed regional lymph node dissection in stage I melanoma of the skin of the lower extremities. Cancer 49 (11): 2420-30, 1982.
26. Shen P, Wanek LA, Morton DL: É necessária radioterapia adjuvante após a dissecção de gânglios linfáticos positivos em melanomas da cabeça e do pescoço? Ann Surg Oncol 7 (8): 554-9; discussão 560-1, 2000.
27. Heidorn SJ, Milagre C, Whittaker S, et al: Kinase-dead BRAF and oncogenic RAS cooperate to drive tumor progression through CRAF. Cell 140 (2): 209-21, 2010.
28. Rubatto M, Sciamarrelli N, Borriello S, Pala V, Mastorino L, Tonella L, et al. Estratégias clássicas e novas para o tratamento do melanoma avançado e do cancro da pele não melanoma. Front Med (Lausanne). 2023;9:959289
29. Han J, Colditz GA, Hunter DJ. Risk factors for skin cancers : a nested case - control study within the Nurses' Health Study. 2006. p. 1514-21.
30. Zhang P, Han T, Xia H, Dong L, Chen L, Lei L. Avanços na terapia fotodinâmica baseada na nanotecnologia e sua aplicação no cancro da pele. Front Oncol. 2022;12:1-13.
31. Brown VL, Harwood CA, Crook T, Cronin JG, Kelsell DR, Proby CM. Os genes supressores de tumores p16INK4a e p14ARF estão normalmente inactivados no carcinoma espinocelular cutâneo. J Invest Dermatol. 2004;122:1284-92 Blackwell Publishing Inc.

32. Pickering CR, Zhou JH, Lee JJ, Drummond JA, Peng SA, Saade RE, et al. Paisagem mutacional do carcinoma espinocelular cutâneo agressivo. Clin Cancer Res. 2014;20:6582-92 Associação Americana para a Investigação do Cancro Inc.

33. Bichakjian C, Armstrong A, Baum C, Bordeaux JS, Brown M, Busam KJ, et al. Diretrizes de cuidados para a gestão do carcinoma basocelular. J Am Acad Dermatol. 2018;78:540-59 Mosby Inc.

34. Deluca EV, Deluca EV, Perino F, Distefani A, Coco V, Fossati B, et al. Lentigo maligno: diagnóstico e tratamento. G Ital Dermatol Venereol. 2020;155:179-89.

35. Meyers JM, Munger K. The viral etiology of skin cancer (A etiologia viral do cancro da pele). J Invest Dermatol. 2014;134:E29-32.

36. Rangwala S, Tsai KY. Papel do sistema imunitário no cancro da pele. Br J Dermatol. 2011;165:953-65 Wiley

37. De Gruijl FR. Cancro da pele e radiação solar UV. Eur J Cancer. 1999;35:2003-9 Elsevier Ltd.

38. Prickett KA, Ramsey ML. Cirurgia micrográfica de Mohs. StatPearls: StatPearls Publishing; 2022.

39. Collier NJ, Rhodes LE. Photodynamic therapy for basal cell carcinoma: the clinical context for future research priorities. Molecules. 2020;25(22):5398.

40. Weinstock MA, Thwin SS, Siegel JA, Marcolivio K, Means AD, Leader NF, et al. Chemoprevention of Basal and Squamous Cell Carcinoma With a Single Course of Fluorouracil, 5%, Cream: A Randomized Clinical Trial. JAMA Dermatologia. 2018;154:167 Associação Médica Americana.

41. Roozeboom MH, Arits AHMM, Mosterd K, Sommer A, Essers BAB, de Rooij MJM, et al. Three-Year Follow-Up Results of Photodynamic Therapy vs. Imiquimod vs. Fluorouracil for Treatment of Superfcial Basal Cell Carcinoma: A Single-Blind, Noninferiority, Randomized Controlled Trial. J Invest Dermatol. 2016;136:1568-74.

42. Knavel EM, Brace CL. Ablação de tumores: modalidades comuns e práticas gerais. Tech Vasc Interv Radiol. 2013;16:192-200.

43. Garbutcheon-Singh KB, Veness MJ. The role of radiotherapy in the management of non-melanoma skin cancer (O papel da radioterapia no tratamento do cancro da pele não melanoma). Australas J Dermatol. 2019;60:265-72.

44. Sacco AG, Daniels GA. Tratamento adjuvante e neoadjuvante do cancro da pele. Facial Plast Surg Clin North Am. 2019;27:139-50 W.B. Saunders

45. Shapiro M, James WD, Kessler R, Lazorik FC, Katz KA, Tam J, et al. Comparação das decisões de triagem de biópsias cutâneas em 49 pacientes com lesões pigmentadas e neoplasias cutâneas: teledermatologia store-and-forward vs dermatologia presencial. Archives of Dermatology 2004;140(5):525-8.

46. Boyce Z, Gilmore S, Xu C, Soyer HP. A avaliação remota de lesões cutâneas melanocíticas: uma alternativa viável à consulta presencial. Dermatology 2011;223(3):244-50.

47. Grimaldi L, Silvestri A, Brandi C, Nisi G, Brafa A, Calabro M, et al. Dermatoscopia de epiluminescência digital para lesões cutâneas pigmentadas, médicos de cuidados primários e telediagnóstico: uma ferramenta útil? Journal of Plastic, Reconstructive & Aesthetic Surgery 2009;62(8):1054-8.

48. Arzberger E, Curiel-Lewandrowski C, Blum A, Chubisov D, Oakley A, Rademaker M, et al. Teledermoscopia em pacientes com melanoma de alto risco: um estudo comparativo de visitas presenciais e de teledermatologia. Ata Dermato-Venereologica 2016;96(6):779-83.

49. Bath-Hextall F, Ozolins M, Armstrong SJ, Colver GB, Perkins W, Miller PS, et al. Excisão cirúrgica versus imiquimod 5% creme para o carcinoma basocelular nodular e superficial (SINS): um ensaio multicêntrico, de não inferioridade, controlado e aleatório. Lancet Oncology 2014;15(1):96-105.

50. Drucker A, Adam GP, Langberg V, Gazula A, Smith B, Moustafa F, et el. Treatments for Basal Cell and Squamous Cell Carcinoma of the Skin. Comparative EJectiveness Reviews, No. 199. Rockville (MD): Agência de Investigação e Qualidade dos Cuidados de Saúde, 2017.

51. Ferlay J, Soerjomataram I, Dikshit R, Eser S, Mathers C, Rebelo M, et al. Incidência e mortalidade por cancro a nível mundial: fontes, métodos e principais padrões no GLOBOCAN 2012. Jornal Internacional do Cancro 2015;136(5):E359-86

52. Firnhaber JM. Diagnóstico e tratamento do carcinoma basocelular e do carcinoma espinocelular. American Family Physician 2012;86(2):161-8.

53. Gorlin RJ. Síndrome do carcinoma basocelular nevóide (Gorlin). Genetics in Medicine 2004;6(6):530-9.

54. Kao GF. Carcinoma que surge na doença de Bowen. Arquivos de Dermatologia 1986;122(10):1124-6

55. Kelleners-Smeets NW, Mosterd K, Nelemans PJ. Tratamento do carcinoma basocelular de baixo risco. Journal of Investigative Dermatology 2017;137(3):539-40.

56. Kittler H, Seltenheim M, Dawid M, Pehamberger H, WolJ K, Binder M. Alterações morfológicas das lesões cutâneas pigmentadas: uma extensão útil da regra ABCD para a dermatoscopia. Journal of the American Academy of Dermatology 1999;40(4):558-62.

57. Lomas A, Leonardi-Bee J, Bath-Hextall F. Uma revisão sistemática da incidência mundial do cancro da pele não melanoma. British Journal of Dermatology 2012;166(5):1069-80.

58. Nachbar F, Stolz W, Merkle T, Cognetta AB, Vogt T, Landthaler M, et al. A regra ABCD da dermatoscopia. Elevado valor prospetivo no diagnóstico de lesões cutâneas melanocíticas duvidosas. Journal of the American Academy of Dermatology 1994;30(4):551-9.

59. Rowe DE, Carroll RJ, Day CL Jr. Factores de prognóstico para recorrência local, metástases e taxas de sobrevivência no carcinoma de células escamosas da pele, ouvido e lábio. Implicações para a seleção da modalidade de tratamento. Journal of the American Academy of Dermatology 1992;26(6):976-90.

60. Van Loo E, Mosterd K, Krekels GA, Roozeboom MH, Ostertag JU, Dirksen CD, et al. Excisão cirúrgica versus cirurgia micrográfica de Mohs para o carcinoma basocelular da face: um ensaio clínico aleatório com 10 anos de seguimento. Jornal Europeu do Cancro 2014;50(17):3011-20

61. Smeets NW, Krekels GA, Ostertag JU, Essers BA, Dirksen CD, Nieman FH, et al. Surgical excision vs Mohs' micrographic surgery for basal-cell carcinoma of the face: randomised controlled trial. Lancet 2004;364(9447):1766-72.

62. Williams HC, Bath-Hextall F, Ozolins M, Armstrong SJ, Colver GB, Perkins W, et al. Cirurgia versus imiquimod a 5% para o carcinoma basocelular nodular e superficial: resultados a 5 anos do ensaio aleatório controlado SINS. Jornal de Dermatologia Investigativa 2017;137(3):614-9

63. Zak-Prelich M, Narbutt J, Sysa-Jedrzejowska A. Factores de risco ambientais que predispõem ao desenvolvimento de carcinoma basocelular. Dermatologic Surgery 2004;30(2 Pt 2):248-52.

64. Clínicas australianas de cancro da pele. Os nossos serviços. Disponível online: https://www.ausskinclinics.com.au/our-services/ (acedido em 4 de junho de 2020).

65. Анищенко и. С. Тактика хирургического лечения злокачественных опухолей кожи / / Пластическая хирургия и эстетическая дерматология: Тез. докладов IV Конгресса по пластической , реконструктивной и эстетической хирургии с международным участием /Под ред. К. п. Пшениснова. - Ярославль, 2003. - С. 1 6- 1 7.

66. Беренбейн Б. А., Белецкая Л. В., Коган М. В. Комплексное лечение множественных и рецидивирующих базалиом: Метод. рекомендации. - М., J 99J. - С. 77-78.

67. Алиев Д. А., Джамалов Д. Б. Сравнительная оценка различных методов лечения рака кожи / / Азерб. мед. журн. - 1 986. - NQ 7. - С. 3-1 1.

68. Гречишникова Т. В., Конопацкова о. М. Пути улучшения выявления базальноклеточного рака кожи // Современные технологии в онкологии: Материалы VI Всероссийского съезда онкологов. Ростов-на-Дону, 2005. - С. 24-25.

69. Гырдев П., Влахов Н., Никодимова Р. Возможности криохирургического метода в лечении карцином кожи // Вопр. онк. - 1 989. - NQ 1 2. С. 1 484- 485.

70. Исаев П. А., Медведев В. с., Пасов В. В. и др. Непосредственные и отдаленные результаты пластического восстановления мягких тканей области головы и шеи после расширенного хирургического вмешательства по поводу новоообразований и лучевых повреждений / / Вопр. онк. - 2005. - NQ 6. - С. 662-666.

71. Васильев С. А. Пластическая хирургия в онкологии / Библиотека пластической хирургии. - Вып. 1. - Челябинск: Ч ГМ А, 2002. - 262 с.

72. Неробеев А.И. Восстановление тканей головы и шеи сложными артериализированными лоскутами. - М.: Медицина, 1 988. - 2б9 с.

73. Petres J., Rompe/ R., Robins P. Dermatologic Surgery. - Springer, 1 996. - 522 p.

74. Han AY, Kuan EC, Mallen-St Clair J, Alonso JE, Arshi A, St John MA. Epidemiology of Squamous Cell Carcinoma of the Lip in the United States: A Population-Based Cohort Analysis. *JAMA Otolaryngol Head Neck Surg.* 2016;142(12):1216-1223. doi:10.1001/jamaoto.2016.3455

75. Genc S., Ugur S.S., Arslan I.B. et al. Reconstrução do lábio inferior com modificação do retalho de Abbe-Estlander: preservação do pedículo vascular do mesmo lado // Eur. Arch. Otorhinolaryngol. - 2012. - Vol. 269.- P. 2593-2594.

76. Чойнзонов Е.Л., Новиков В.А., Мухамедов М.Р. и др. Комбинированное лечение злокачественных новообразований головы и шеи с реконструктивнопластическими оперативными вмешательствами // Вопросы онкологии. - 2015. - Т. 61. - № 4. - С. 602-606.

77. Neligan P.C. Reconstrução da cabeça e do pescoço // Cirurgia plástica e reconstrutiva. - 2013. - Vol. 131. - P. 260 - 269.

78. Maillard GF. Tratamento cirúrgico de pré-cancroses e neoplasias labiais. - Schweiz Med Wochenschr. - 1978;- 108: - P. 920-922.

79. Wong Chin-Ho, Wei Fu-Chan. Retalho livre microcirúrgico na reconstrução da cabeça e pescoço // Head & Neck. - 2010. - Vol. 32, Issue 9 - P. 1236-1245.

80. Scully C, Bagan JV. Recent advances in oral oncology: squamous cell carcinoma imaging, treatment, prognostication and treatment outcomes (Avanços recentes em oncologia oral: imagiologia, tratamento, prognóstico e resultados do tratamento do carcinoma de células escamosas). - Oral Oncol. - 2009;- 45:- e25-30.

81. Baumann D, Robb G. Reconstrução labial. - Semin Plast Surg. - 2008;- 22: - P. 269-80.

82. Aldelaimi TN, Khalil AA. Reconstrução labial com retalho de Karapandzic. - J Craniofac Surg. - 2014;- 25: - P.136-138.

83. Franc C, Braye F, Breton P, Freidel M. O retalho de Abbe-Estlander: bases anatómicas, técnica cirúrgica e indicações para a reparação do lábio. - Rev Stomatol Chir Maxillofac. - 1996;- 97:- P. 92-102.

84. Cupp CL, Larrabee WF. Reconstrução dos lábios. - Oper Tech Otolaryngol Head Neck Surg. - 1993:- 4: - P. 46-53.

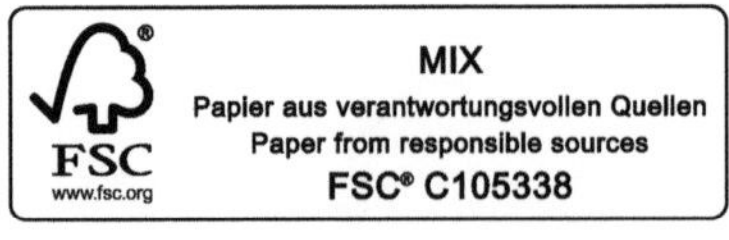

Printed by Books on Demand GmbH, Norderstedt / Germany